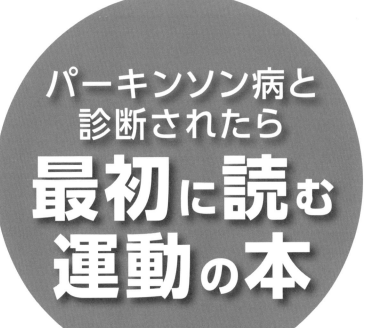

パーキンソン病と診断されたら
最初に読む運動の本

PD Cafe運営／理学療法士
小川 順也

日東書院

はじめに

初めまして、パーキンソン病の方の運動教室「ＰＤ Ｃａｆｅ」の創設者であり理学療法士の小川順也です。この本を手に取って頂きありがとうございます。本書は、医師に「運動したほうがいいよ」と言われたけど何をすればいいのか分からず悩んでいるパーキンソン病の方、そしてご家族に向けた本です。この本で運動のきっかけをつかんで頂けたら幸いです。

私は２０１５年まで東京都小平市にある国立精神・神経医療研究センター病院に理学療法士として勤めていました。この病院では神経難病の患者さんの中でも特にパーキンソン病の方をたくさん診ていました。リハビリにはＬＳＶＴ ＢＩＧというアメリカで開発されたパーキンソン病に特化した運動療法も取り入れ、日々の業務と並行して研究も行なう毎日。本当にたくさんのことを経験出来て、パーキンソン病の方へリハビリを提供する自信もつきました。

当時、私が診ていたパーキンソン病の方は退院すると多くが「１人じゃ運動が続けられない。病院でなんとかならないか？」と言っていました。しかし、病院ではあまりにも多くの外来診療は対応できず、制度の壁もあります。私が勤めていた病院では、診断直後からリハビリを提供する場合も少なくありませんでしたが、他の病院では同じようにはいかないケースも多々あることを知りました。世の中には、リハビリをしたいけれど１人では出来ないパーキンソン病の方々がとても多くいるということに気がついたのです。

そんな気づきから、私は２０１３年に病院以外の活動として「ＰＤ Ｃａｆｅ」というパーキンソン病の方のための運動教室を月１回開催するようになりました。

その後、この運動教室は全国で行われるようになりましたが、２０２０年の新型コロナウイルスの流行により対面式の運動教室は一時停止し、代わりに同年４月からオンラインでの運動指導を中心に活動しています。

少しずつ活動の輪を広げている「ＰＤ Ｃａｆｅ」。しかし、まだまだ適切な運動を知りたいと思っているパーキンソン病の方へお届けしきれていません。もし、この本をきっかけにしてリハビリを始め、運動が習慣づくようであれば、これほど嬉しいことはありません。

また、運動と同じくらい、人との繋がりも重要です。私は「ＰＤ Ｃａｆｅ」を通して運動、人との繋がり、情報共有のきっかけを作り、「パーキンソン病の根治療法が確立されるまで動ける体作り」を１人でも多くの方が実現できるようにサポートしていきたいと思っています！

Index—目次

Index—目次

第1章

パーキンソン病と運動の必要性

パーキンソン病と運動

私の勤めていた国立精神・神経医療研究センター病院の元院長である故村田美穂先生はいつも「薬と運動は自転車の両輪で、双方がしっかりと噛み合うことが大事」と話していました。薬だけでもダメだし、運動だけでもダメ。薬と運動の両方が重要だということです。

運動療法にはストレッチ、筋力トレーニング、有酸素運動、バランストレーニングなど様々な運動があります。これらをうまく組み合わせてご自身の状態に合ったものを構築することがとても重要です。パーキンソン病への運動の効果に関しては世界中で研究がなされ、とても有効であることが分かっています。

運動の大切さ

パーキンソン病は、ドーパミンという脳の中の神経伝達物質が減ることで発症する病

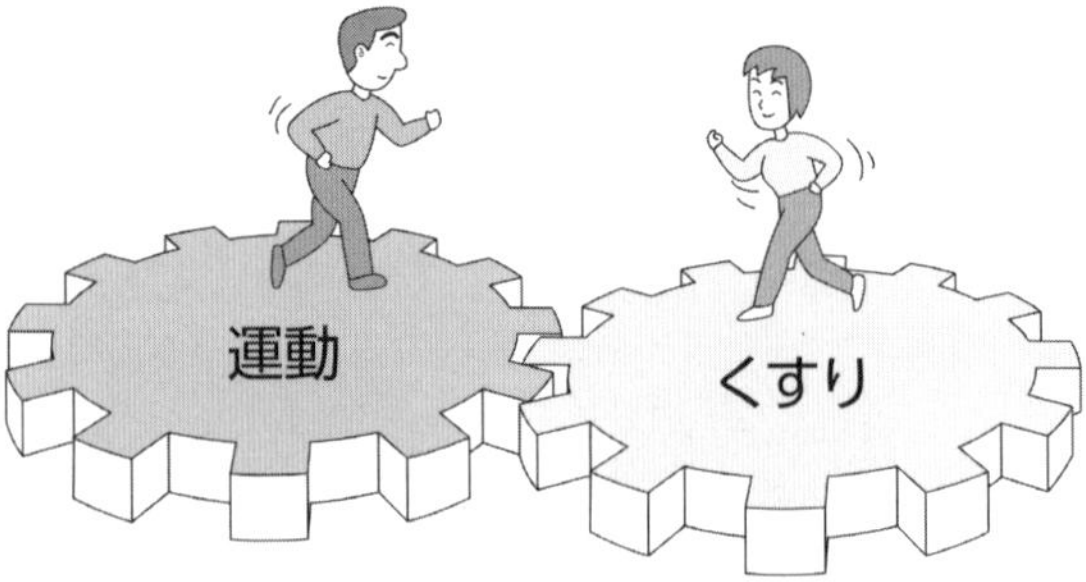

薬と運動は自転車の両輪

気です。ドーパミンは情報伝達や運動機能に重要な役割を果たすため、これが減ってしまうと運動がスムーズに行なえなくなります。そのため、筋肉が強張ったり、動きが小さくゆっくりになってしまうのです。パーキンソン病の症状は多種多様なため、100人いたら100通りの症状があると言われています。

　動きが小さくゆっくりになってしまうと、日常生活で活動する範囲が狭くなってしまうのが一番の弊害。例えば、1時間くらいの散歩で1万歩ほど歩いていた人が発症によって散歩の時間が30分、歩数が5千歩に減ってしまうと、その分だけ筋力や体力は目に見えて落ちます。また、腕を180度上げることが出来ていた人も、発症後に120度くらいしか上げない動きを繰り返していると、残りの60度を上げるための筋力や関節の柔らかさが失われ、いつの間にか180度上げることができなくなってしまうのです。パーキンソン病はこうして自分でも気づかないうちに動きにくさが増してしまうことも少なくありません。

　それを防ぐためには各運動における正しい体の動かし方を理解した上で、運動を継続的に行っていくことが大事です。

運動の効果

パーキンソン病そのものの進行もありますが、少し動きにくかったり、病気と診断され気が落ち込んでしまって、日々の活動量が減ってしまうために関節が固くなったり、筋力が落ちてしまうことがあります。そういった方が、ストレッチ、体幹トレーニングを行なうと体が動きやすくなり、歩きがスムーズになったり、着替えがしやすくなることが多いです。運動は何でも良いわけではありません。しっかりとパーキンソン病の特徴を理解した上で選択することが重要です。

また、有酸素運動がとても良いことが分かっています。動物実験ですが、有酸素運動を通して神経可塑性（損傷した部分が回復すること）を促進する可能性があると言われています。有酸素運動の強度ですが、ちょっと汗ばむ運動が良いと言われています。緩すぎる運動だけでは、筋力低下や体力の低下を防げません。なので、散歩をする際は背筋をしっかりと伸ばして、1分〜2分程度は早歩きや大股歩きを入れてみるだけでもより効果的な運動になります。

開始の時期

パーキンソン病の方によく聞かれる質問は、「いつから運動を始めたらいいですか?」です。それに対して私は「できるだけ早く始めたほうがいいです」とお答えしています。

運動は継続して行うことが大切です。動きにくさを感じてから運動を初めようとしても運動がきついと感じてしまうため続きません。関節が硬くなってから伸ばすのには数ヶ月かかります。

私は、10年パーキンソン病の方を見続けています。発症してすぐの方、何年も経過している方、そしてお亡くなりになる方とパーキンソン病の方の経過を多く見てきました。その経験から、体が固くなってから、動きにくくなってから運動

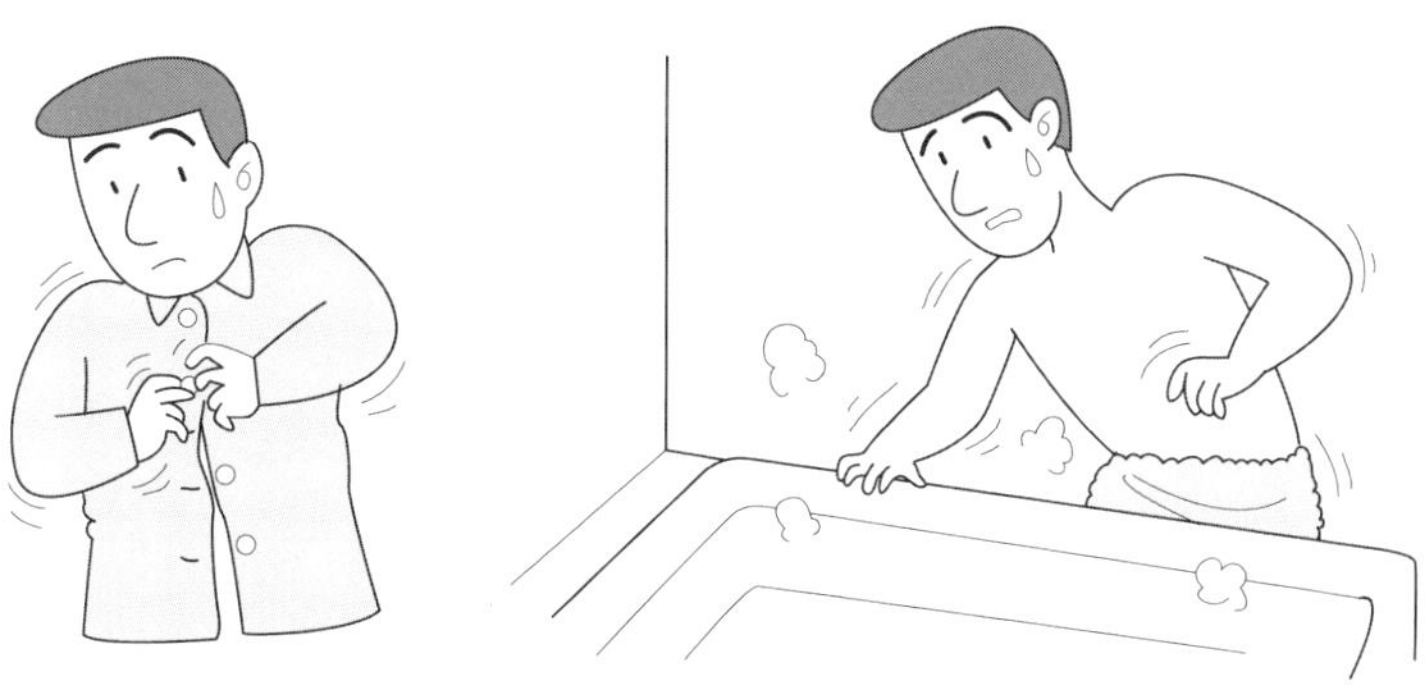

体が固くなってしまうと着替えやお風呂など
日常生活にも支障が出ることも…

を開始するのは難しいということを実感しました。体が固くなってきてしまうとストレッチを自分で行なうのは難しくなってきます。ストレッチだけではなく着替えやトイレやお風呂など色々なことが制限されてしまいます。

そうなる前に、予防のために行なうのが運動です。体が動きにくくなってから散歩をしようとしても、道の小さな段差で躓いたり、転んでしまう危険性があります。

症状が軽いうちは「まだ大丈夫」と考えてトレーニングをせず、いざ症状が重くなってから焦って運動を始めても思うように体が動かず、「もっと早く始めていれば良かった」と後悔する人をたくさん見てきました。

そんな時、いつも私は「なぜリハビリのための運動がこんなにも浸透していないのだろう?」と悔しい思いをしていたものです。

ですから、「いつから運動を始めたらいいの?」に対する答えは「今からです!」しかありません。体が固まってしまう前に、日々の運動を習

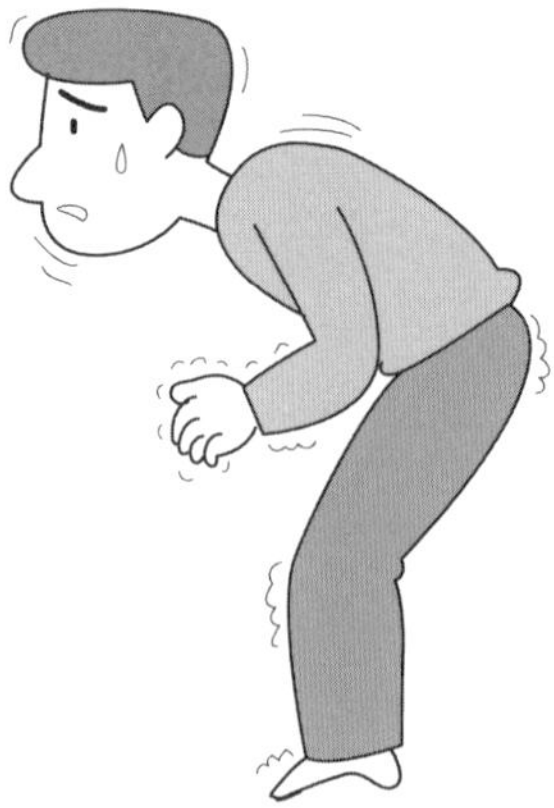

運動は今すぐ始めましょう

慣づけましょう。

パーキンソン病には重症度分類というものがあり、5段階に分かれています。運動を習慣づけるには、体が動きやすい重症度の軽いうちから始めることが大事です。「何だか体が動きにくいなあ」と感じた時にはすでに関節が固まり、スムーズに運動できず、転びやすくなっているということも珍しくありません。

私に出来るのは、運動のメソッドを提供すること。その上で、「やるか、やらないか」を決めるのは読者のみなさんです。

もし、「やる」と決めたなら、どんなにつらくても、まずは1ケ月ほど続けてみましょう。パーキンソン病と診断された直後は気分が沈み、運動をする気にはなれないかもしれませんが、最初は1日5分でも十分です。自分にも出来そうな運動を探し、ぜひ体を動かしてみて下さい。

「PD Cafe」には、パーキンソン病と診断されてから15年以上経過しても未だに趣味を楽しんだり、熱心に

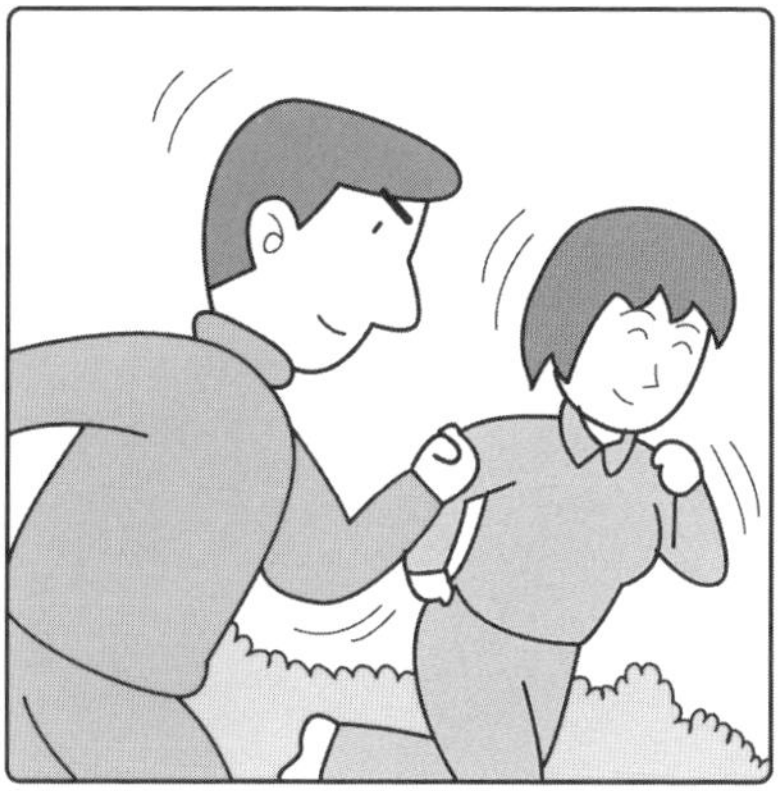

お仕事を続けている方がいらっしゃいます。

そうした人の共通点は、早い段階から運動を日常生活に取り込んでいたということ。そして、自分の症状にはどのような運動が合っているのかをよく考え、今も毎日のように試行錯誤しながら取り組んでいるのです。

運動をする上での注意点

運動を行う際は、どの筋肉が動いていれば効果的なトレーニングになるのかをきちんと把握しておくことが大事です。パーキンソン病の方は体の動きが「小さくゆっくり」になりやすいので、体の動かし方は「より大きく」を意識しましょう。

また、左右のバランスを意識するのも大事なポイントです。歩いている際に自分では左右の手を均等に振っているつもりでも、実際は片方の手だけ振り幅が小さくなっていることがよくあります。自分の歩き方がどうなっているのかを動画で撮って確認したり、周りの人に見てもらい、把握しておきましょう。

もし、右手と比べて左手の振り幅が小さいようなら、左手のほうを大きく振る意識を持って歩いてみてください。「少し大袈裟かも」と思えるほど勢いよく振ってみるくらいで丁度いいはずです。

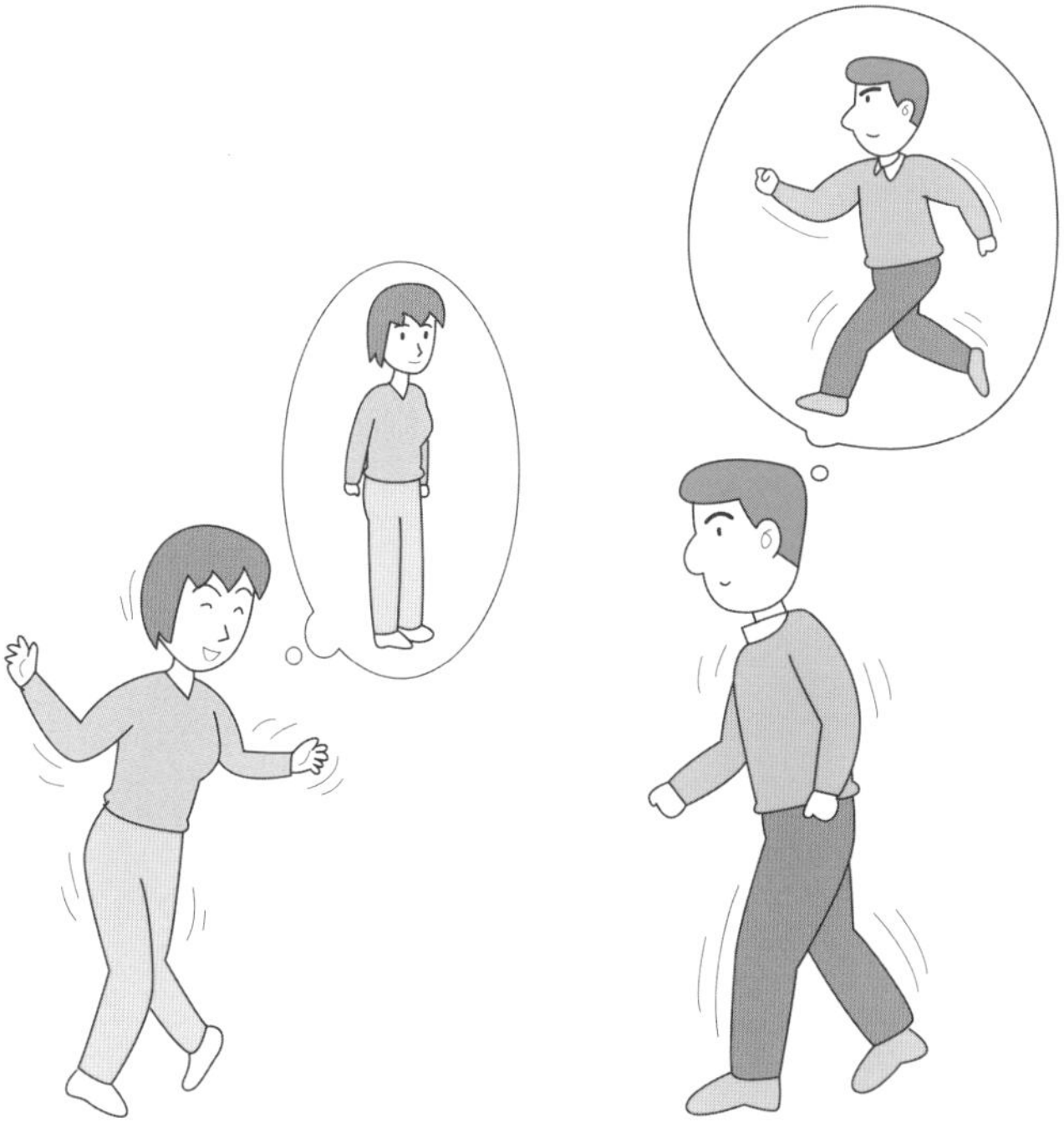

姿勢のイメージのズレ、歩行のイメージのズレに意識

自分自身を客観的に評価しよう！

「PD Cafe」では、自分の動きを客観的に見るためにスマホで自撮りすることをオススメしています。

運動の際のバランスの悪さが認識できたり、逆に、運動を継続していく中で姿勢やバランスの悪さが改善されていく様子も一目瞭然になります。

また、自撮りによって自己評価する以外にも、運動における数値を記録しておくことが大事です。

ぜひ、オススメしたいのが、

①姿勢の自撮り評価
（前後左右の立位姿勢の写真）

②歩行の自撮り評価
（前後左右の歩行の動画）

③30秒の立ち座り検査
（30秒間で何回立ち座り出来るか）

④片足立ちテスト
（30秒間片足立ち出来るか）

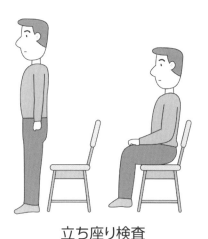

立ち座り検査

4つの自撮りでの自己評価
QRで確認して下さい

YouTubeで説明動画あり

以上の4つです。

これらを1ケ月に1回、毎月行なうと、自分の体の状態を把握する上でとても役立ちます。

実際、私が運動指導をしている方については歩行や姿勢の動画を毎月撮らせていただき、「1ケ月前と変化はあるか」「1年前と比べてみてどうか」などと比較しています。

運動機能の回復具合を見る際、記録をしっかりと残しておくことはとても大事です。さらに、先生との診察の際に写真や動画を見せることが出来ると薬物療法などの治療の選択がスムーズになります。動きにくい時間帯や動作を動画で収めておくといいでしょう。

動画で収めておくことで、診察室では分からなかった情報も手に入るので、先生にとても喜ばれます。リハビリに通っている方は、理学療法士や作業療法士にも見せてみましょう。リハビリの方針に役に立ちます。

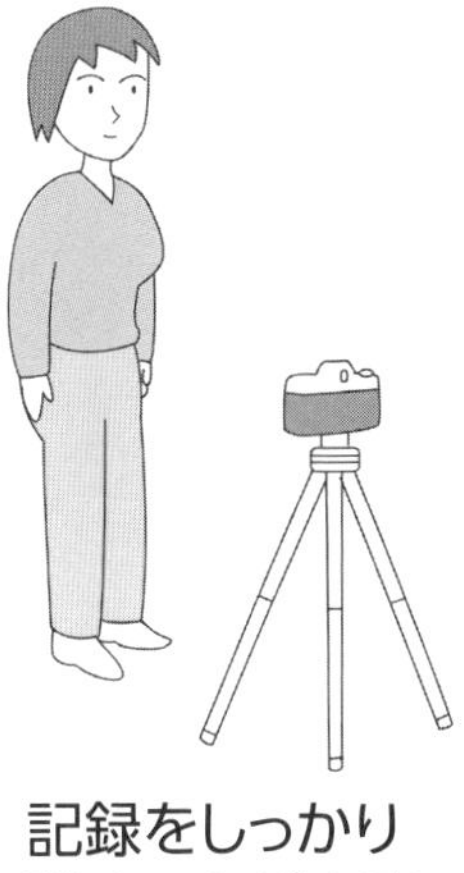

記録をしっかり
残すことが大事

COLUMN 1

この病気にならなかったら会えなかった仲間たち

教員という仕事に生きがいを感じて、いよいよ定年まで2年。ラストスパートを迎えようとしていた58歳の時、パーキンソン病の症状が出ました。そして、その症状を持ちながらでは、責任持って職務を果たすことが出来ないと考え、教職の仕事を辞めました。自分が愛情をかけてきた生徒達に別れの一言も言えないで、職場を去ることになったのです。

その後悔の念と病気の症状との苦悩で、辞めてから1年間は、家からほとんど外出できず、絶望していました。

そんな中、「何とか同病の仲間に会いたい。話をしたい」の一心で行動を起こし、「PD Cafe」というパーキンソン病患者の運動の会にたどり着きました。そこでは、小川さんを中心に、とても明るい雰囲気で自己紹介からはじまり、大きな歩きなどの運動を皆で行い、最後に「また会いましょう」の意味のハイタッチ。この病気には運動が大切なことは知っていましたが、それ以上に、同病の仲間と話が出来て、自分の居場所が見つかったような安堵感がありました。

あれから3年。私にはいろいろ相談できる仲間がいます。そして今、その仲間のために何かをしたいと考えている私がいます。この病気にならなかったら、会えなかった仲間のために。

Y.O 診断5年

第2章

これだけはおさえたい
毎日のルーティンワーク

毎日のルーティンワーク

2013年から始まった「PD Cafe」の運動教室ですが、当初は決まったルーティンワークはありませんでした。毎回異なる運動を行なっていたので、運動教室が終わってから、

「自宅で運動したいけど、忘れてしまう」

「毎日の日課になるような運動を知りたい」

という声をよく聞くようになり、パーキンソン病の方と理学療法士が一緒になってパーキンソン病の特徴を捉え、診断された直後から最低限「毎日行なってほしいルーティンワーク」をまとめました。それが、「PD Cafe基礎運動18項目」です。

大きく分けると、

①上半身の運動

②下半身の運動

③立って行なう運動

という3つに分類されます。

基礎運動のポイントは大きな動きを意識すること。運動は長時間行なえばいいわけではなく、ひとつひとつの動きを意識して丁寧に行なえば、短い時間や少ない回数でも効果的な運動になります。

この章でご紹介する運動は簡単にできるものばかりなので、ぜひ毎

日取り組んでみましょう。なお、YouTubeで説明動画を公開しているので、参考にしてみて下さい。

（※スマホで各ページのQRコードを読み取ると、動画ページに遷移できます）

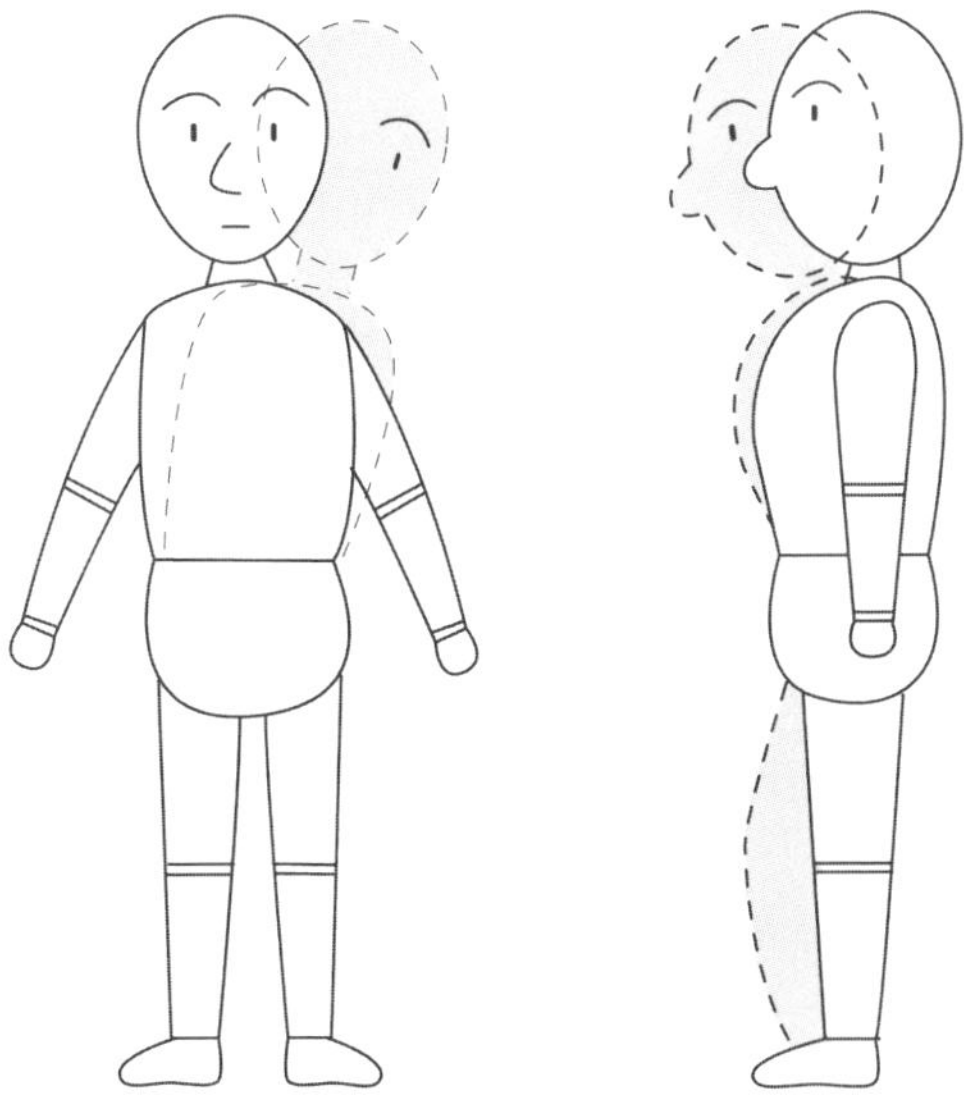

全ての運動は左右のバランスや
姿勢に意識して行ないます

1-1

難易度	役立つ事柄	目安セット数	目標セット数
初級	歩行	10回	回

座り・骨盤前後運動

始まりの姿勢 浅く座って背筋を真っすぐに伸ばします。

1 まずは、大きく息を吐いて骨盤を後ろに倒しましょう。猫背の姿勢です。

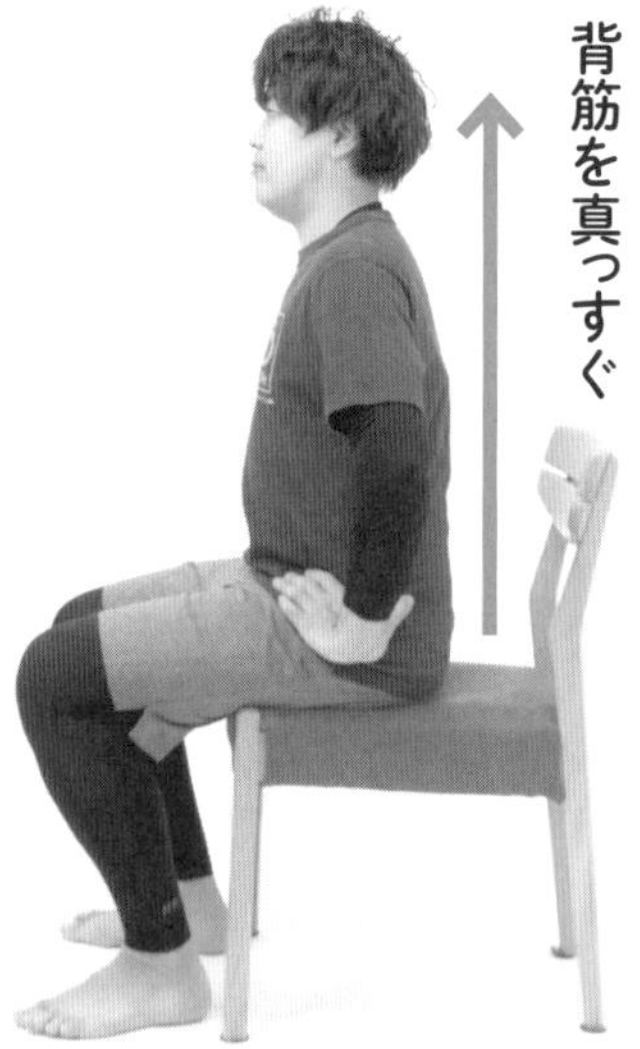

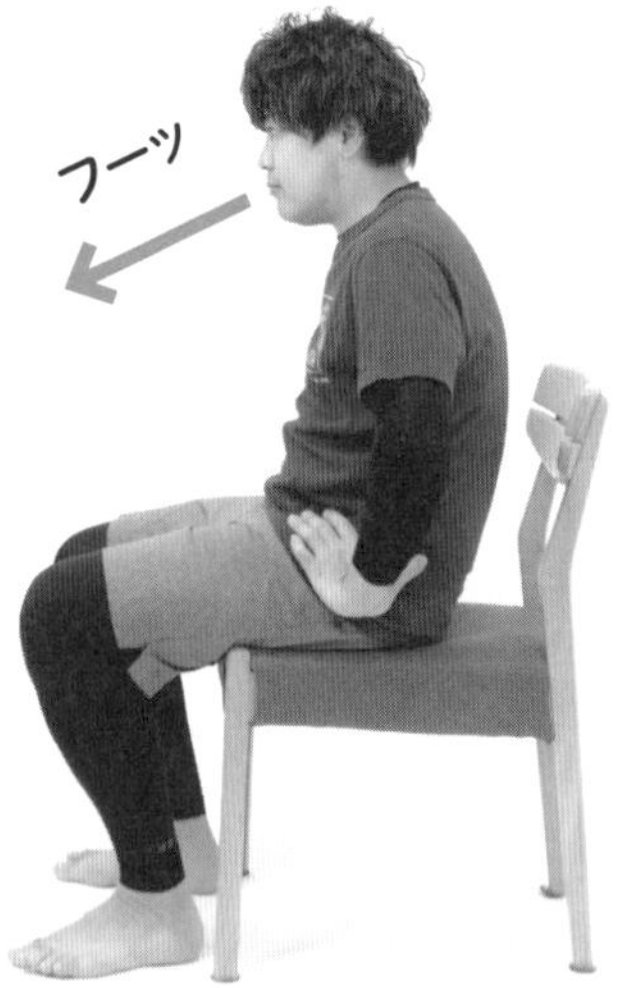

ポイント

体ではなくて骨盤を動かす
難しかったらお尻の下にタオルを敷く

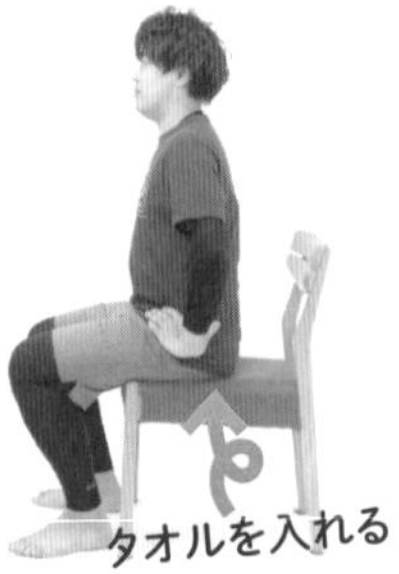

上半身を動かすのではなく、しっかりと骨盤を動かしましょう。動かすのが大変な場合はまずはタオルを敷きましょう。

動画でチェック!

歩いている時は、骨盤は前後にも動きます。また、骨盤が後ろに倒れやすく、倒れて固まってしまうと猫背の原因にもなりますのでしっかりと動かしましょう。

NG 骨盤ではなく
上半身を動かす
首を過度に動かす

×

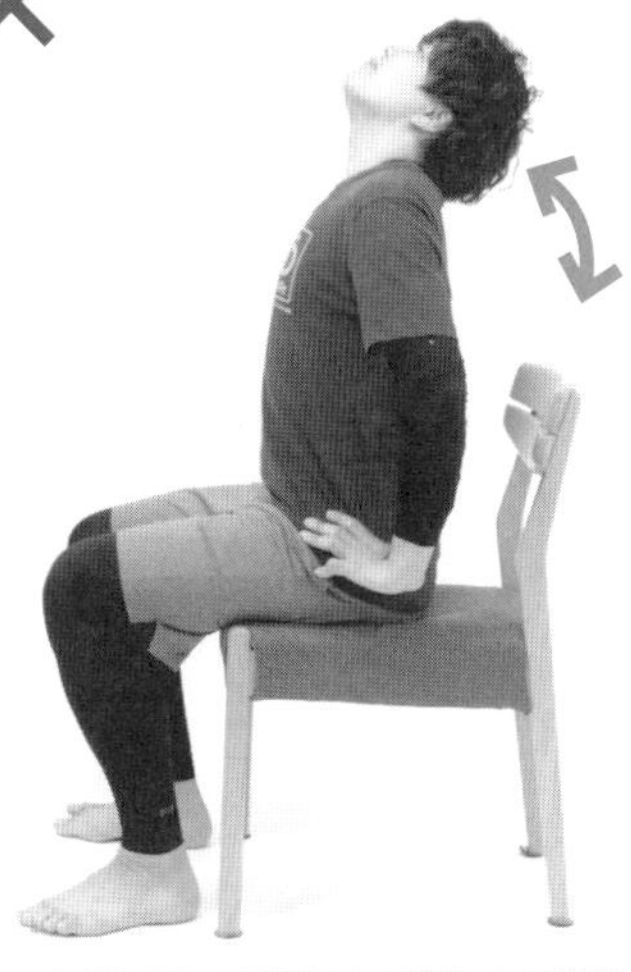

骨盤を動かさずに、上半身や首を動かすと意味がない。

2 大きく息を吸いながら、骨盤を起こしましょう。

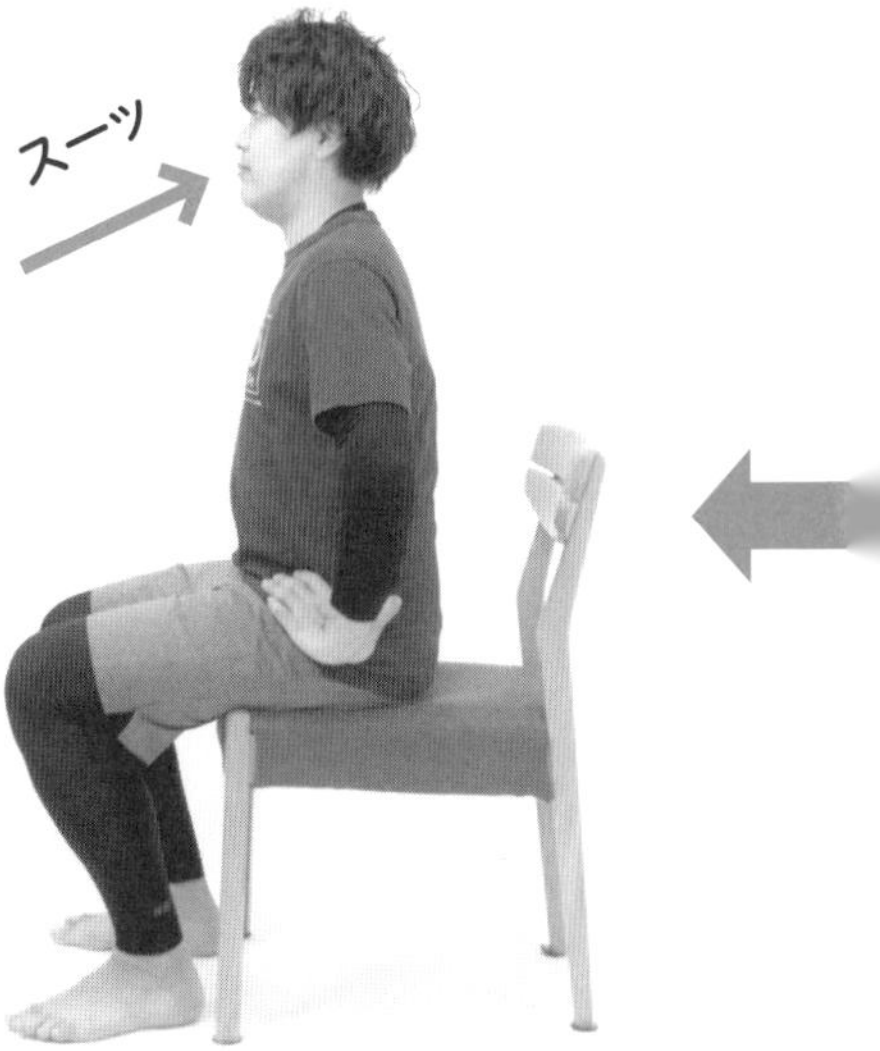

1-2 座り・骨盤左右運動

難易度	役立つ事柄	目安セット数	目標セット数
初級	歩行	左右 5 回	回

始まりの姿勢 背筋をしっかりと立たせて、腰に手を当てます。足は肩幅に開きましょう。

1 体はまっすぐのまま骨盤を動かしていきましょう。

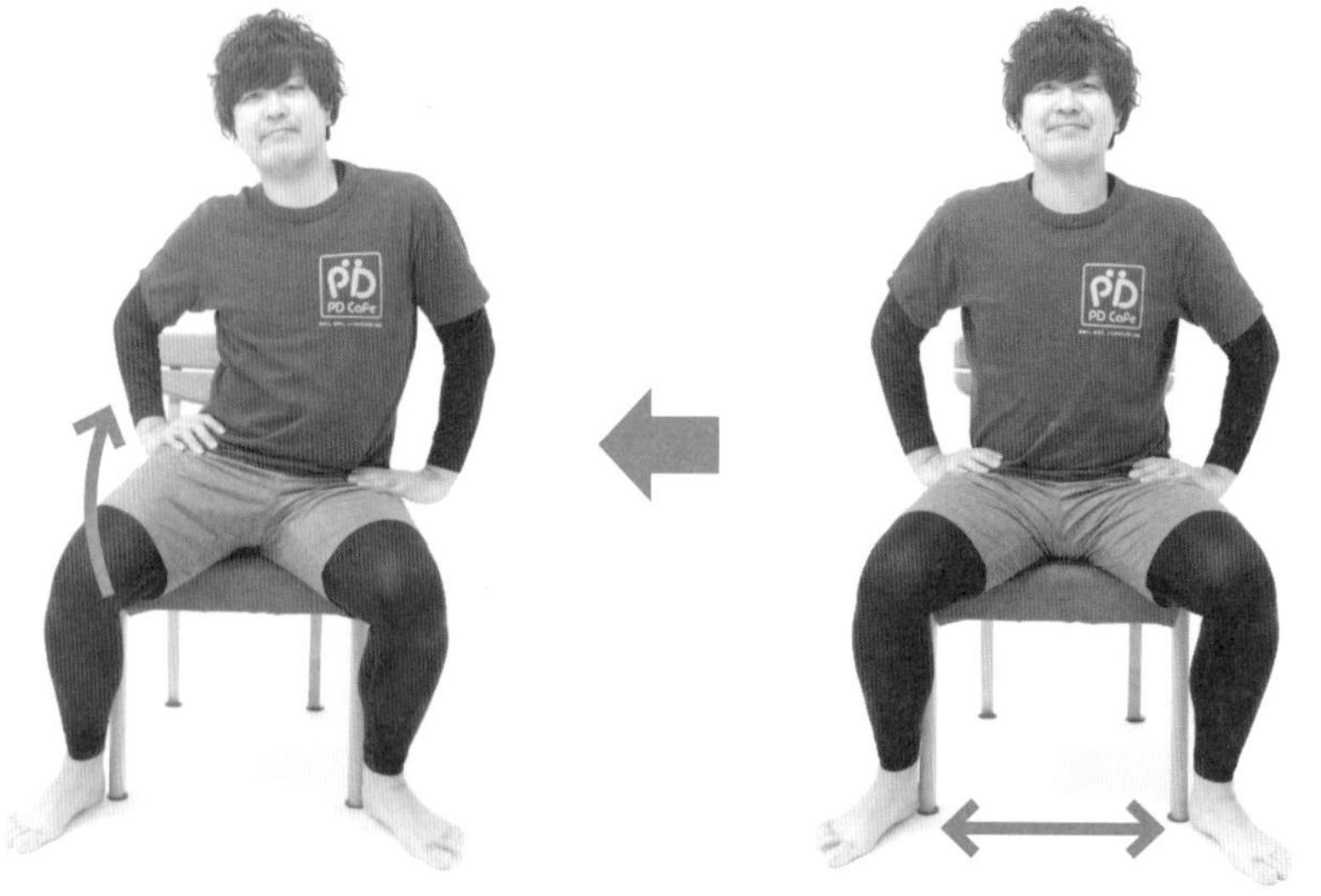

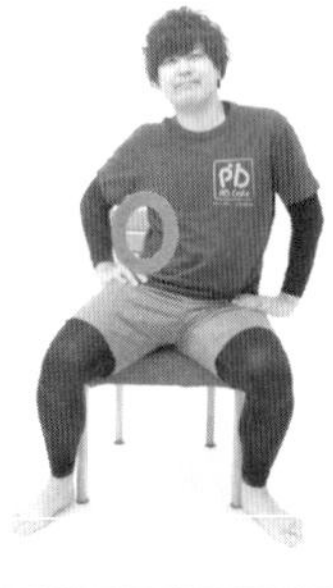

ポイント 体を傾けずに骨盤を左右に動かす

体が倒れないように、しっかりとお腹の横が動いているのを感じましょう。

動画で
チェック!

歩いている時に骨盤は左右に動きます。骨盤左右の運動が苦手になる方が多いです。苦手になると歩きにくくなる場合があるのでしっかりと動かしましょう。

NG 上半身が倒れると骨盤が動きにくい

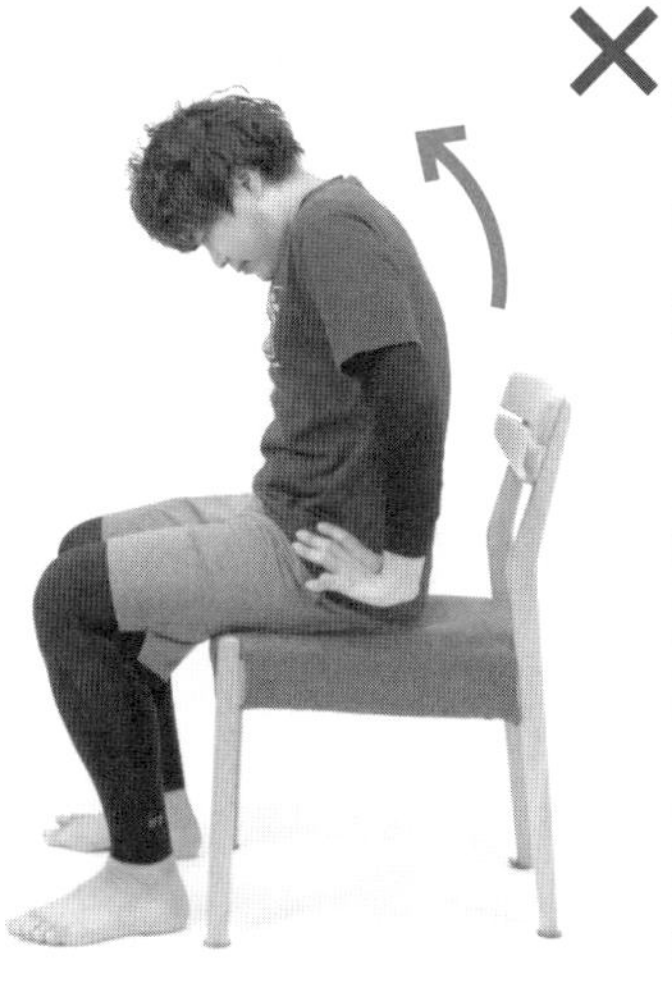

体は倒さないで、背筋もしっかり伸ばした姿勢で行いましょう。

2 反対の骨盤もクイっと動かしてみましょう。

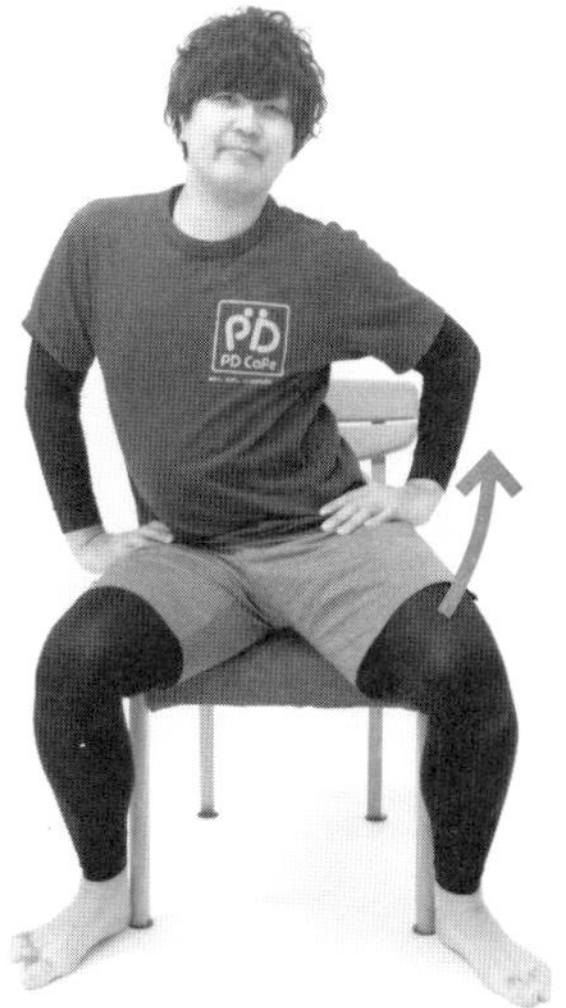

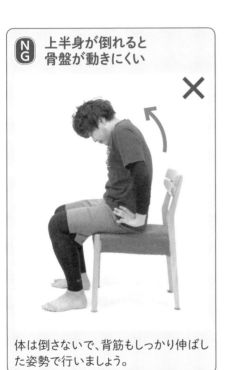

難易度	役立つ事柄	目安セット数	目標セット数
初級	歩行	左右 5 回	回

1-3 座り・フェス体操

1 大きく息を吐きながら手をしっかりと遠くに伸ばしましょう。

始まりの姿勢 手を大きく広げてしっかりと背筋を伸ばしましょう。

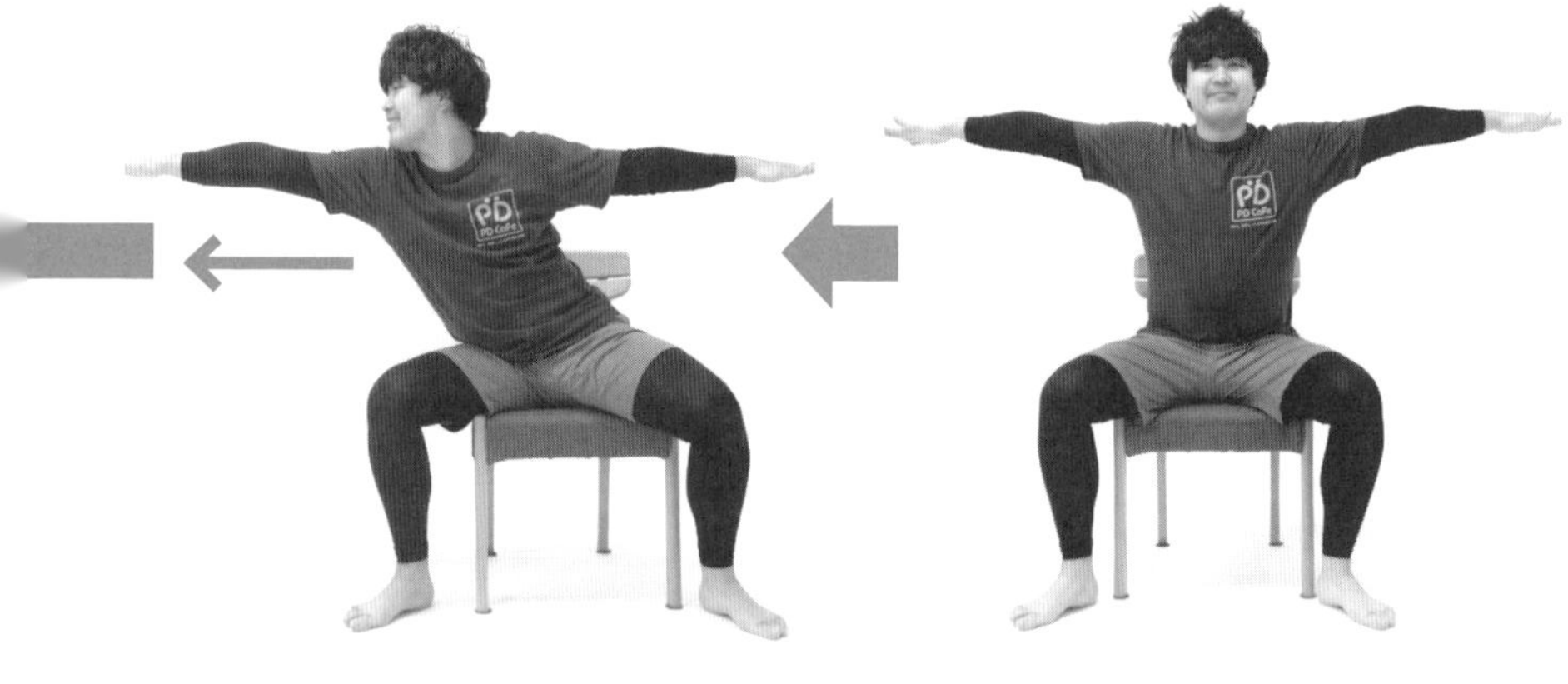

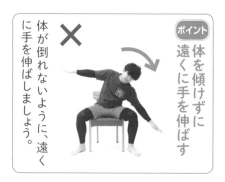

ポイント 体を傾けずに遠くに手を伸ばす

×

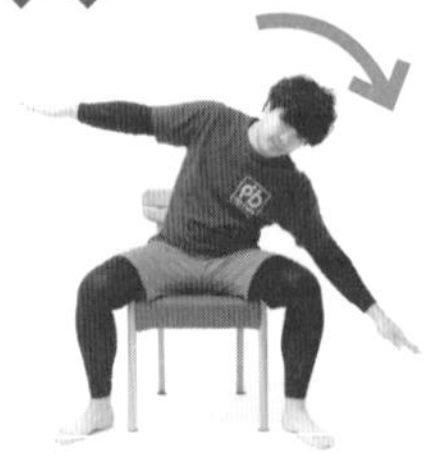

体が倒れないように、遠くに手を伸ばしましょう。

動画でチェック!

骨盤の左右運動が苦手な方は、この体操で左右の運動の意識付けが出来ます。また、左右へ大きく動くことでバランスの訓練にもなります。

NG　上半身が倒れる　遠くまで伸ばさない

×

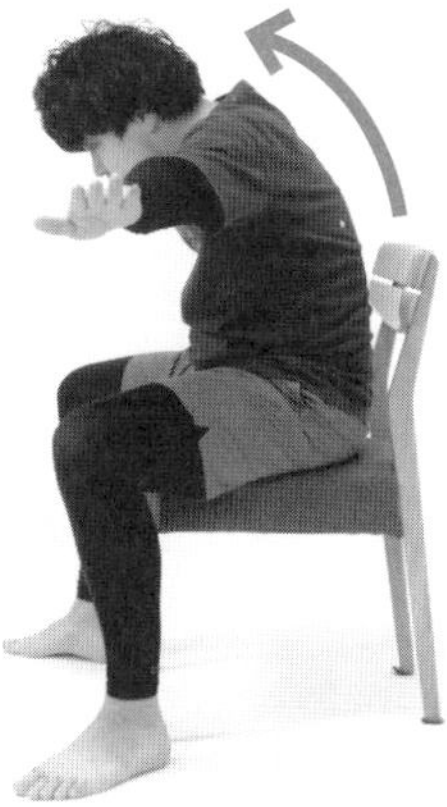

上半身が倒れてしまうと遠くまで手を伸ばせません。

2　反対側も同様に大きく息を吐きながらしっかりと遠くに伸ばしましょう。

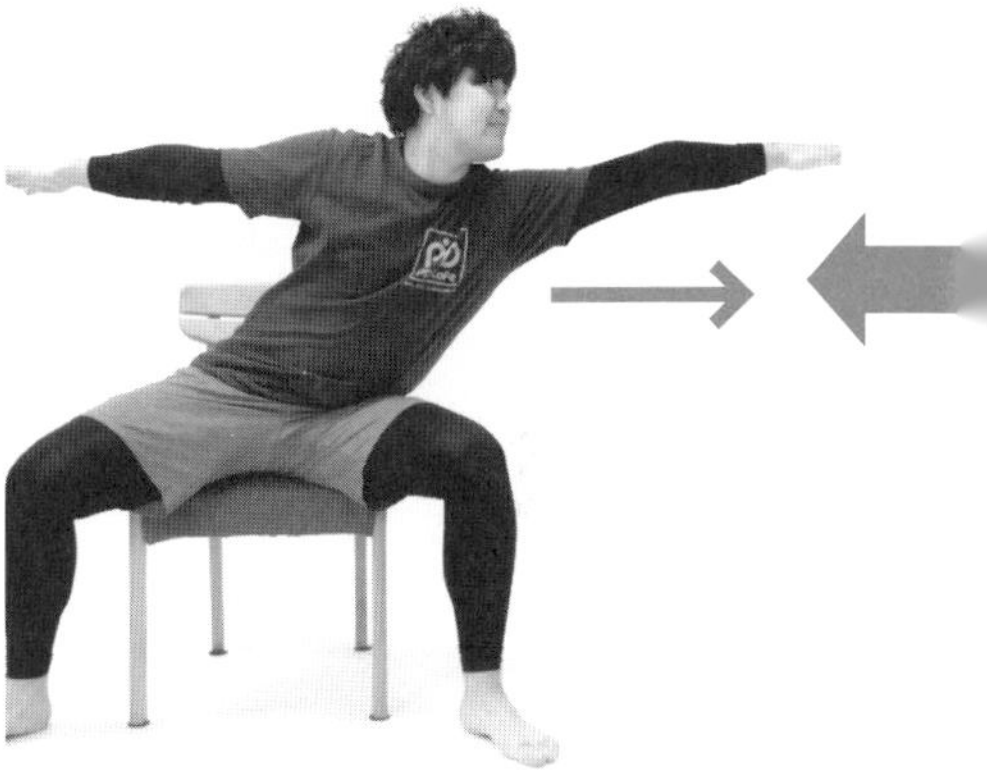

1-4

難易度	役立つ事柄	目安セット数	目標セット数
初級	姿勢	左右1回 15秒	回

座り・体の回旋

1 大きく息を吐きながら両手をしっかりと後ろの背もたれに回しましょう。

始まりの姿勢 背筋をしっかりと伸ばして足を広げる。

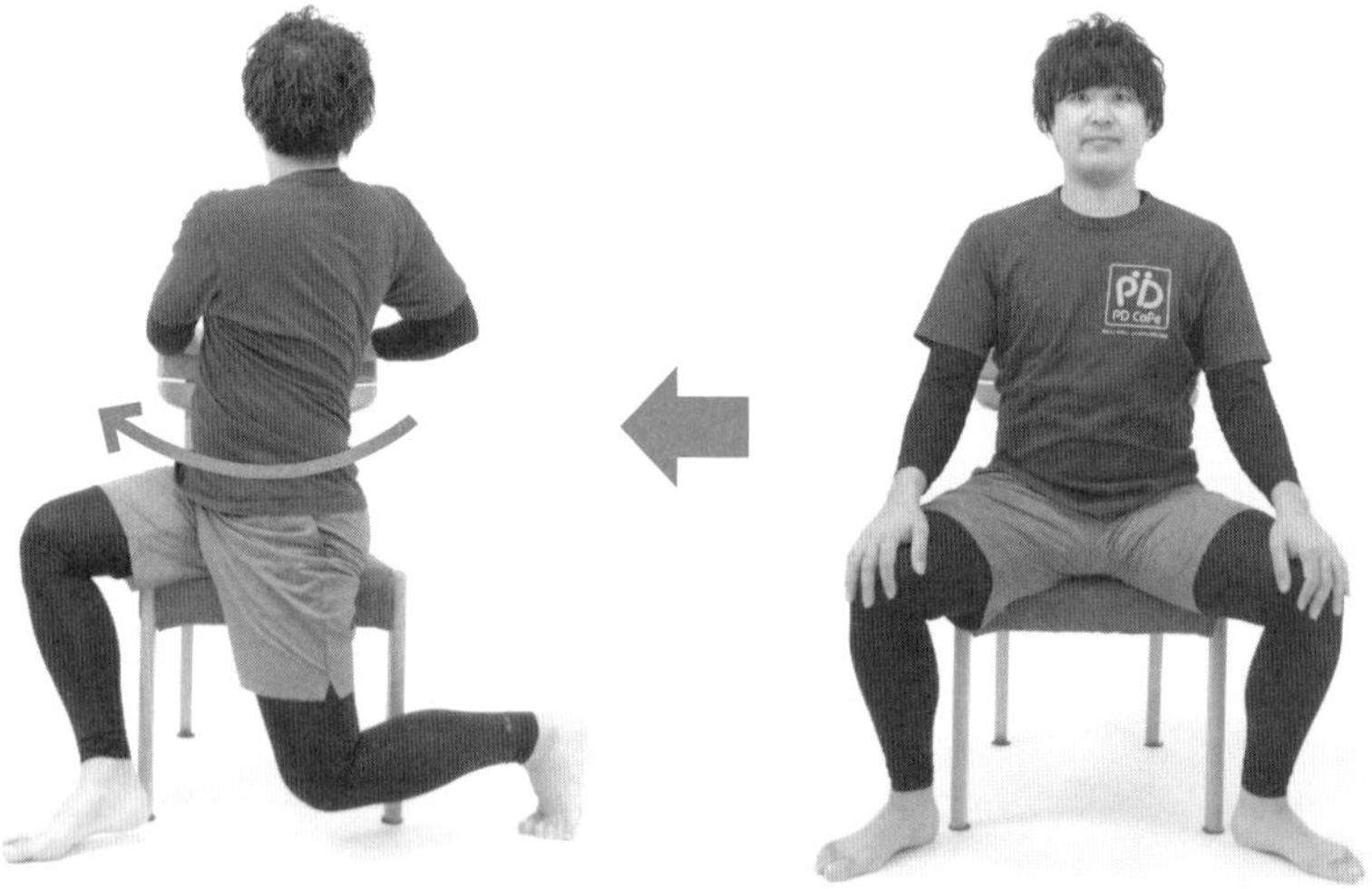

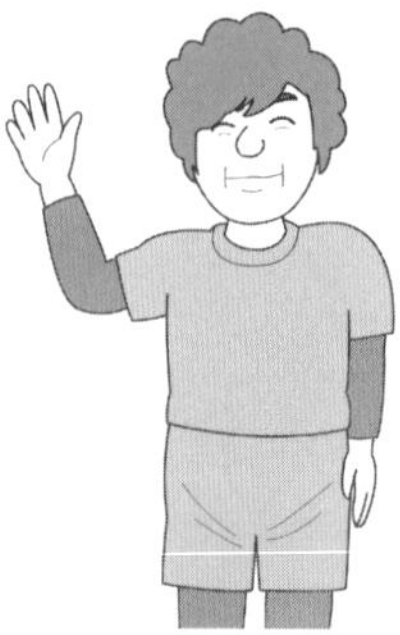

ポイント 足を肩幅に広げてしっかりと背筋を伸ばしましょう。

動画でチェック!

体をひねる筋肉が硬くなると猫背の姿勢になりやすくなります。さらに、歩行や寝返りもやり辛くなってしまうのでしっかりとストレッチして行きましょう。

2 背筋はしっかりと伸ばします。顔も目も後ろを向くように努力しましょう。

3 反対側も同様にしっかりとひねりましょう。

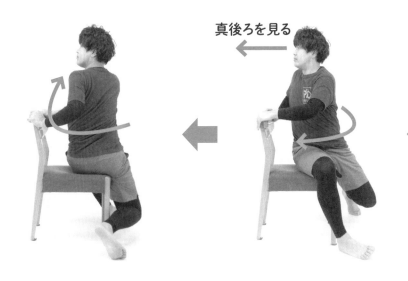

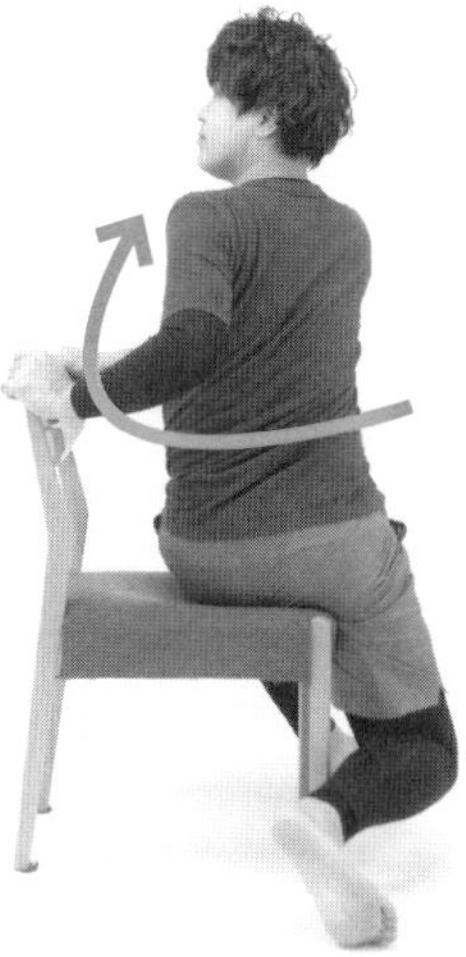

NG 猫背の姿勢 足が閉じている

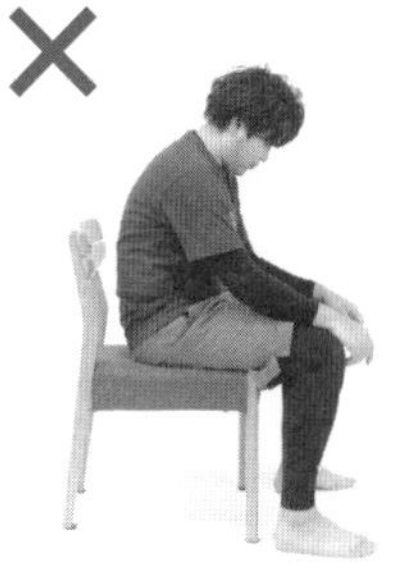

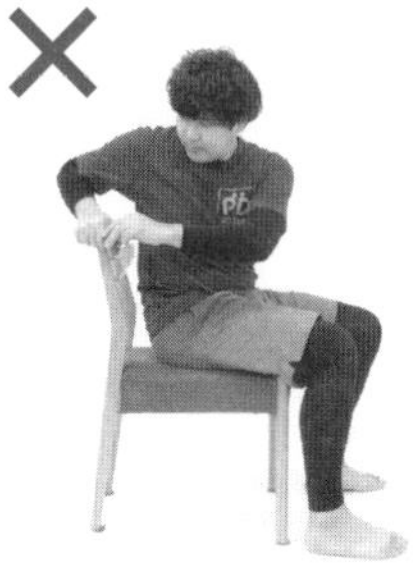

猫背の姿勢で足を閉じて後ろを向こうとしてもあまり伸びないので注意してください。

1-5 座り・体の側屈

難易度	役立つ事柄	目安セット数	目標セット数
初級	姿勢	左右1回 15秒	回

1 手を挙げた方の手首を掴みましょう。しっかりと手を上げて行きましょう。

始まりの姿勢 背筋を伸ばして座り片手をしっかり伸ばす。

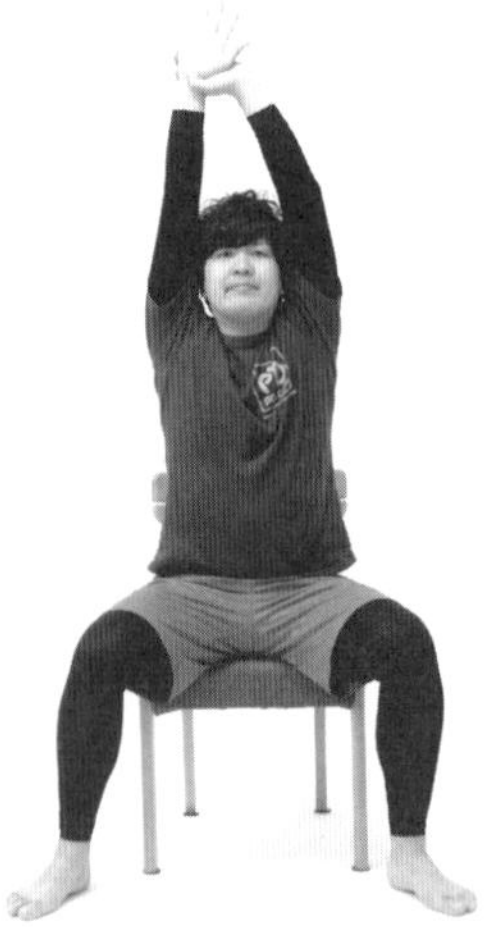

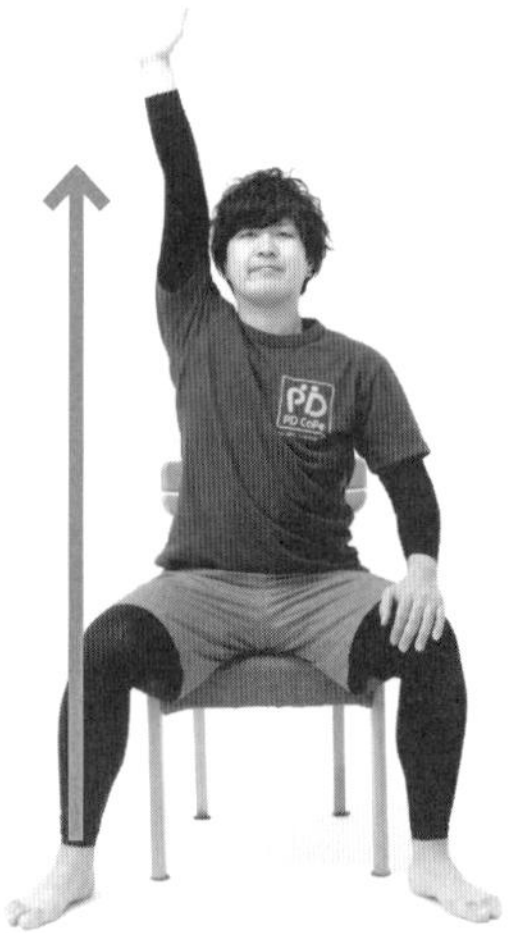

ポイント

背筋をしっかりと伸ばす 左右差をチェック

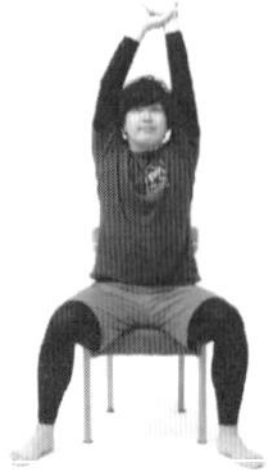

足を肩幅に広げて、しっかりと背筋を伸ばしましょう。体を倒した時に左右で倒れ具合の差がないかチェック。倒れにくい方を重点的に伸ばしましょう。

動画でチェック！

体の横の筋肉が硬くなると猫背になりやすかったり、体が横へ傾きやすくなります。いつまでもいい姿勢を保つためにしっかりストレッチしましょう。

2 体を倒すように腕を引っ張ります。この時、引っ張られる側の体の横の筋肉が伸びているのを感じましょう。

3 反対側も同様に行いましょう。大きく深呼吸をしながらやってみましょう。

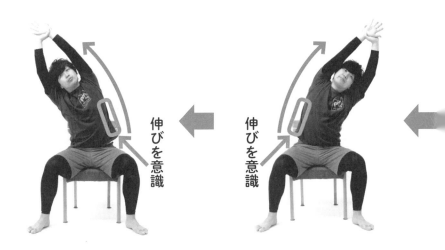

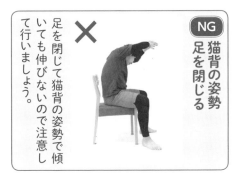

NG

猫背の姿勢
足を閉じる

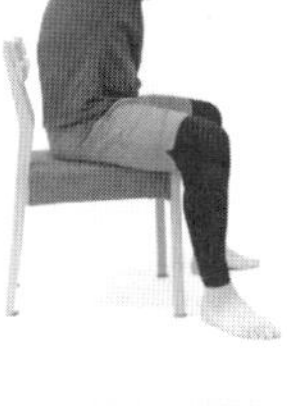

×

足を閉じて猫背の姿勢で傾いても伸びないので注意して行いましょう。

1-6

難易度	役立つ事柄	目安セット数	目標セット数
初級	姿勢	5 回	回

座り・ぎゅーすとん

始まりの姿勢 背筋をしっかりと伸ばした姿勢で座ります。

1 背筋を伸ばしたまま全身の力を抜いてリラックスします。

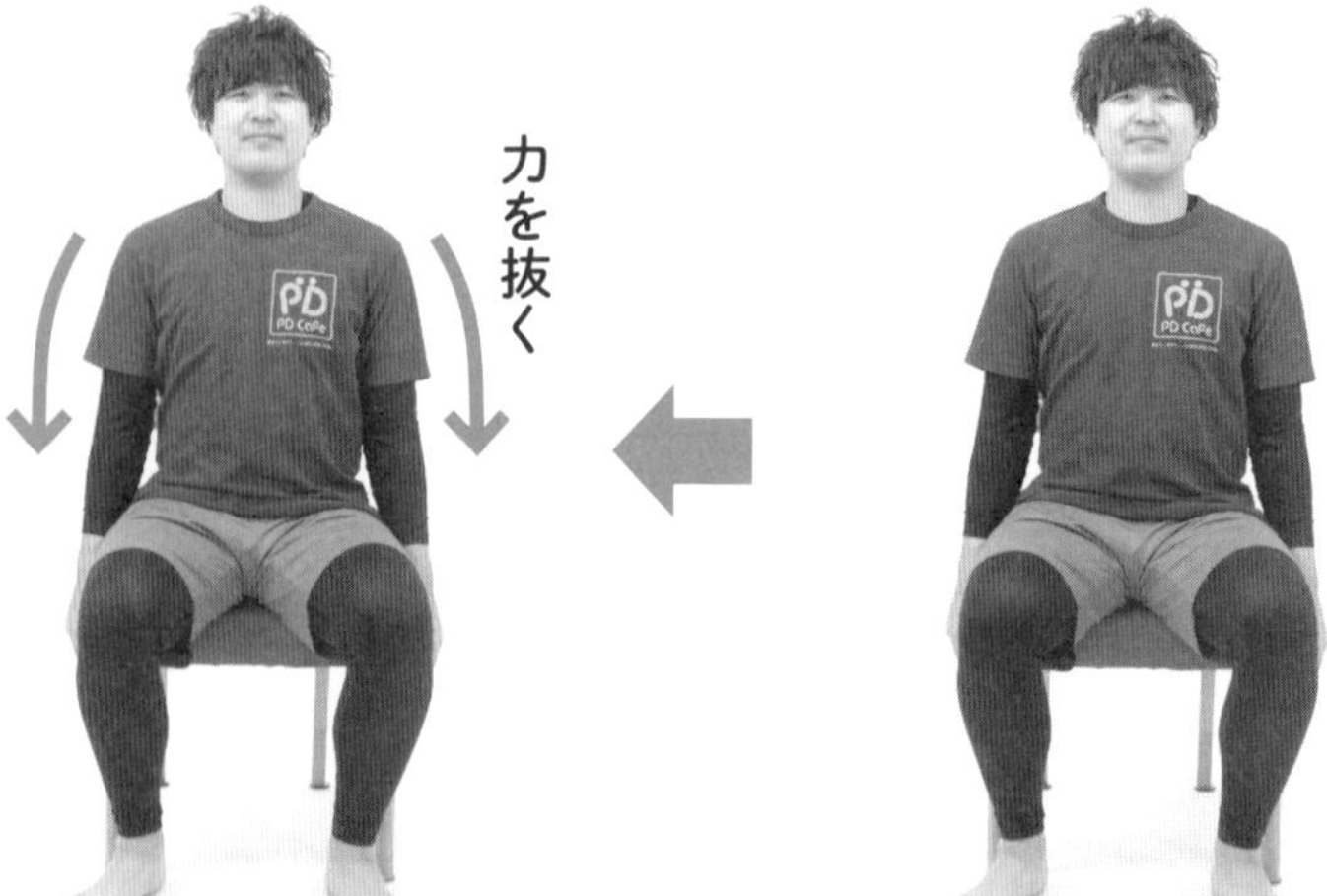

ポイント

力一杯ぎゅー 脱力のストーン

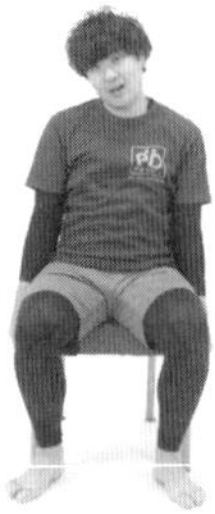

力一杯肩をすぼめて、力一杯脱力しましょう。力を入れた後に脱力すると筋肉が緩みます。

動画でチェック!

肩周りの筋肉が硬くなる場合が非常に多いです。ここが硬くなってしまうと、細かい手の動き、食事や着替え、そして手を上げるのも苦手になります。

2 「ぎゅー」と肩をすぼめる。この時「ぎゅー」と声に出すと意識出来ます。

3 すとんと脱力をしましょう。全力で脱力します。

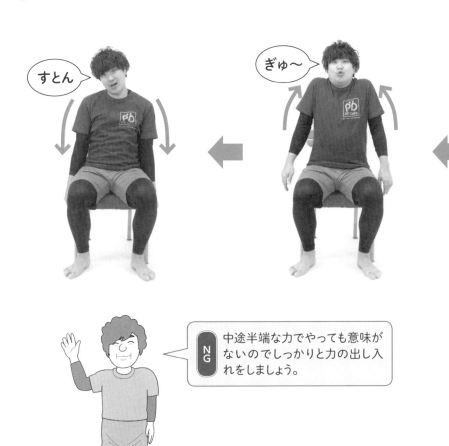

NG 中途半端な力でやっても意味がないのでしっかりと力の出し入れをしましょう。

難易度	役立つ事柄	目安セット数	目標セット数
初級	姿勢	10回	回

1-7 座り・肩甲骨回し

1 背筋をしっかりと伸ばして、後ろに引きましょう。両手が難しかったら片側からやってみましょう。

始まりの姿勢 背筋を伸ばして両手を肩にのせた状態にします。

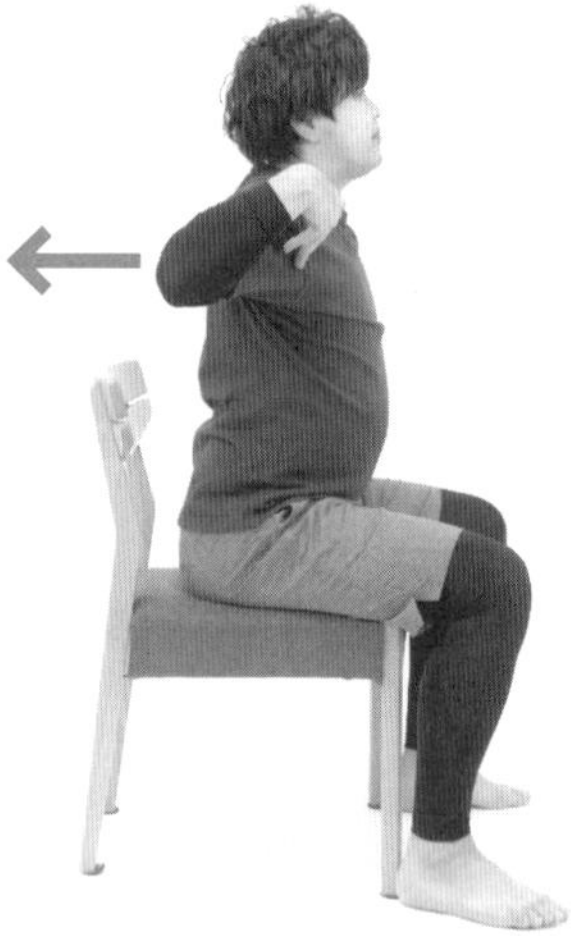

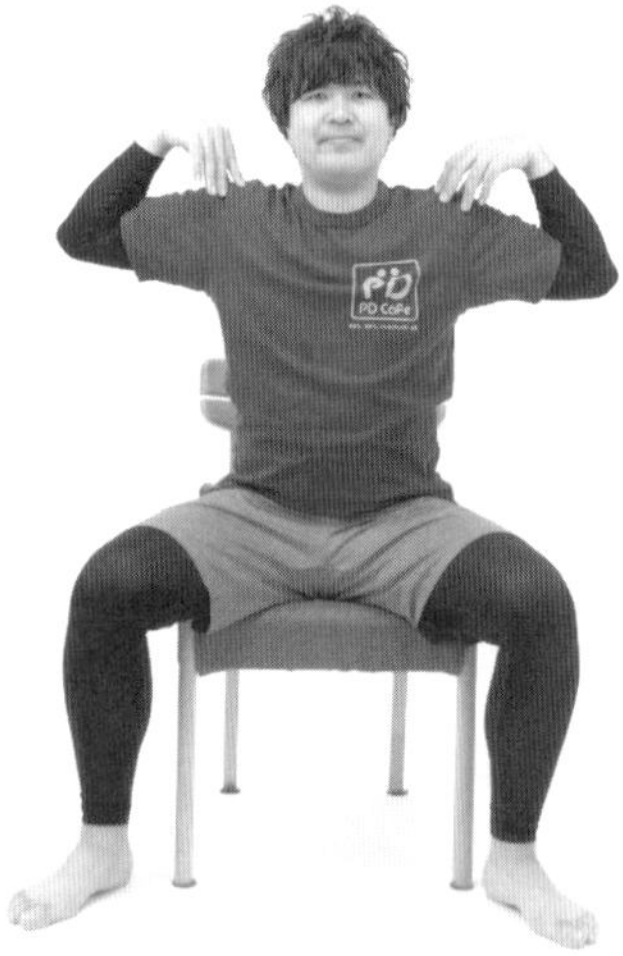

ポイント

背筋をしっかり伸ばす 肘を大きく回す

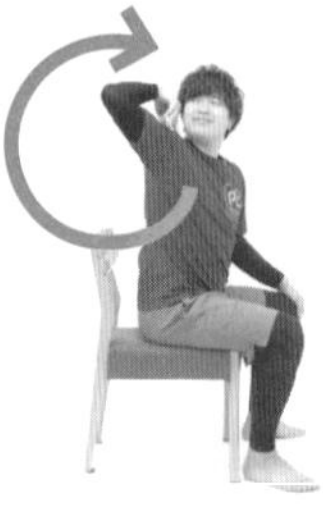

背筋をしっかり伸ばして、肘を大きく円を描くように回します。後ろにもしっかり引きましょう。

動画でチェック!

「ぎゅーすとん」でしっかりと準備体操をした後に行いましょう。さらに肩甲骨を動かしていきます。

2 大きく前にもしっかり肘を持っていきましょう。

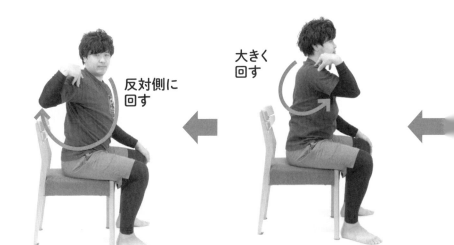

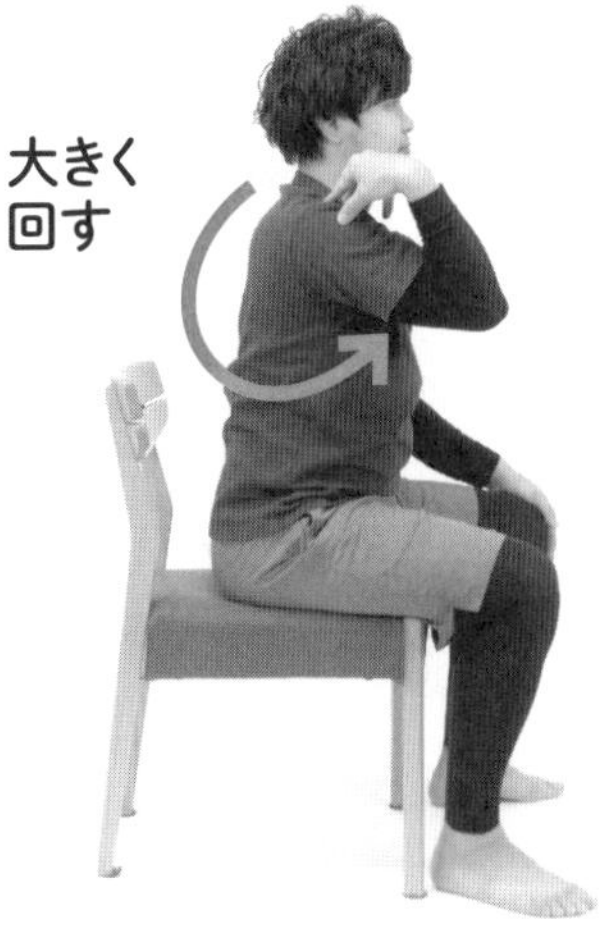

3 後ろ側へ回す運動のが終わったら、前方へ回すパターンもやりましょう。

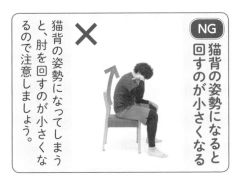

NG 猫背の姿勢になると回すのが小さくなる

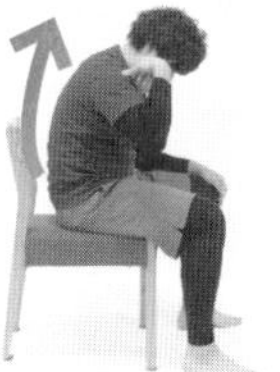

×

猫背の姿勢になってしまうと、肘を回すのが小さくなるので注意しましょう。

1-8 座り・宝塚体操

難易度	役立つ事柄	目安セット数	目標セット数
初級	着替え	5 回	回

始まりの姿勢 背筋をしっかり伸ばして座り、拳を握って頬の位置へ。

1 肘を伸ばして、指先まで意識を持っていき、大きく上に手を上げましょう。

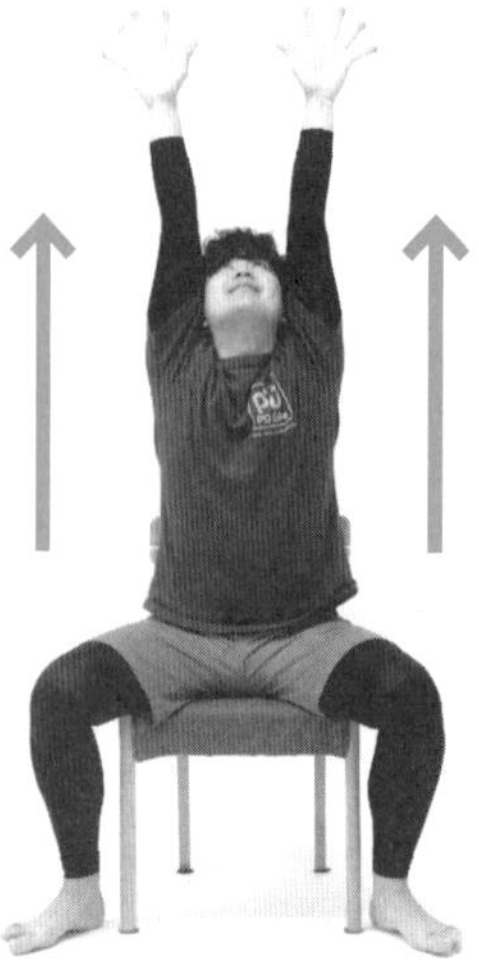

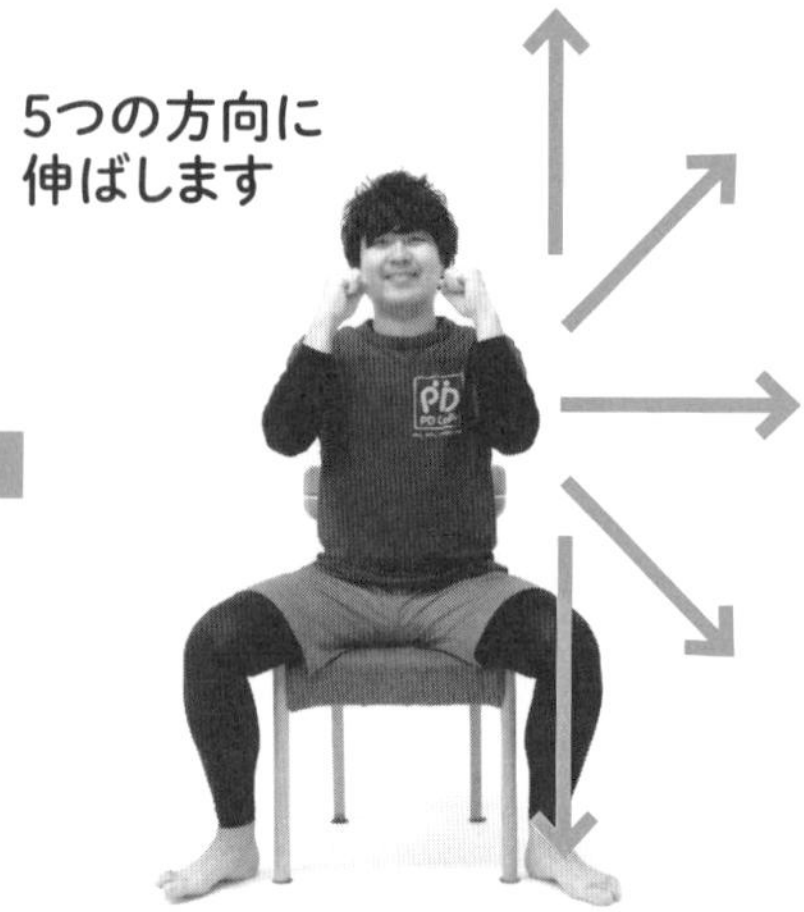

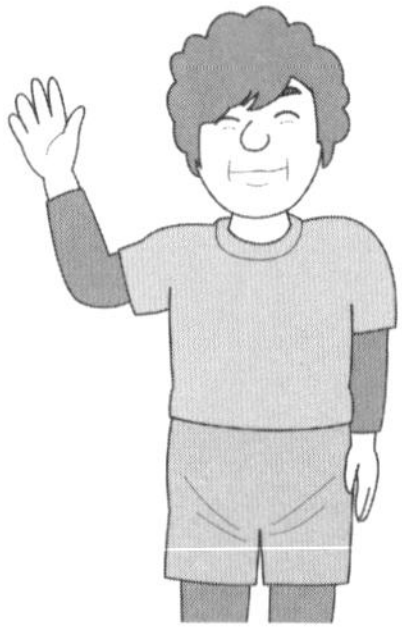

ポイント 背筋をしっかりと伸ばして、指先まで大きく動かします。肘はしっかりと伸ばしましょう。

動画で
チェック!

腕を動かすのが小さくなってしまうと、着替えや髪を洗うなど細かい動作が苦手になります。大きく5つの方向に動かすことで苦手になるのを予防します。

2

斜め上方向が終わったら、次は真横にも大きく手を伸ばしてみましょう。

3

最後は、斜め、そして真下に大きく腕を伸ばして見ましょう。

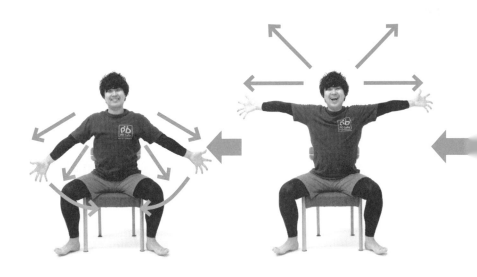

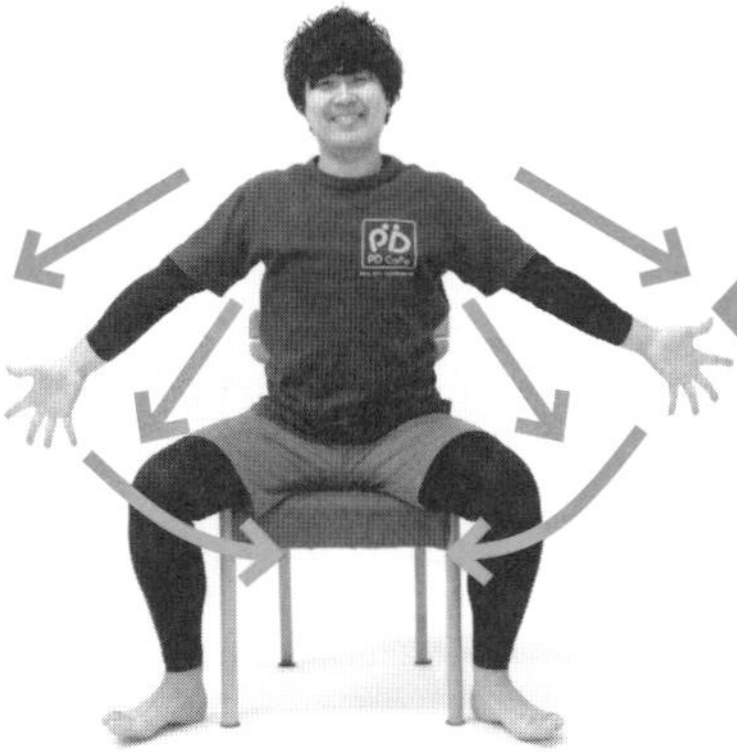

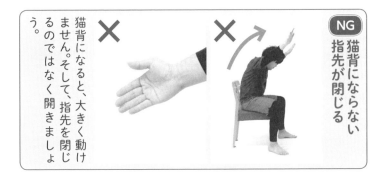

NG 猫背にならない 指先が閉じる

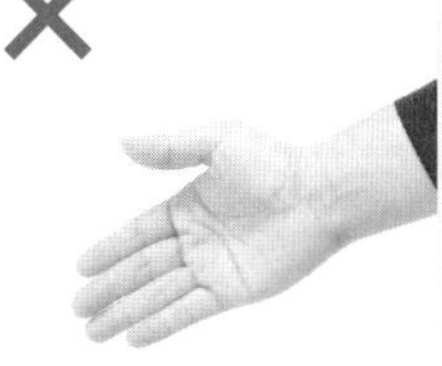

猫背になると、大きく動けません。そして、指先を閉じるのではなく開きましょう。

1-9

難易度	役立つ事柄	目安セット数	目標セット数
初級	歩行	10回	回

座り・腕伸ばし

始まりの姿勢　背筋をしっかり伸ばして、少し足を開きましょう。

1　指先までしっかりと伸ばして腕を振ります。後ろの手をもう一踏ん張り伸ばしましょう。

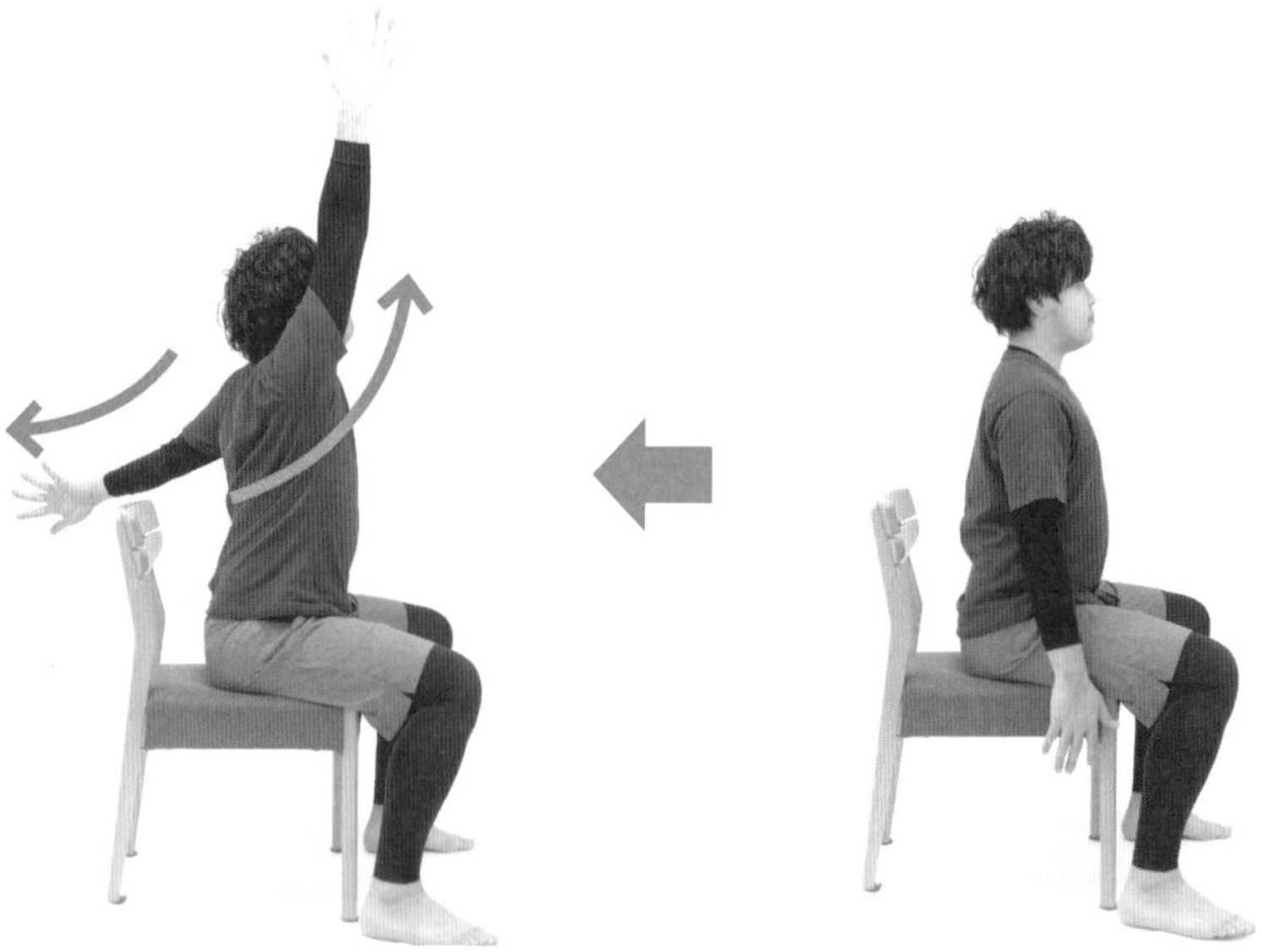

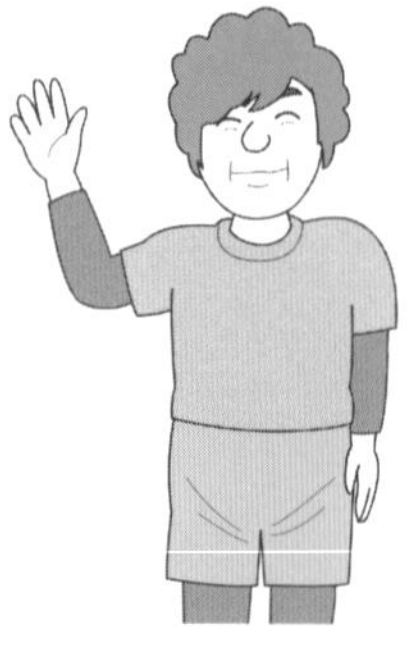

ポイント　背筋をしっかりと伸ばして、大きく腕を振りましょう。指先も大きく開きます。

動画でチェック！

歩いている時に腕の振りが小さくゆっくりになっていたり、左右どちらかが振れていなかったりする人も。両手がしっかりと振れるようにするための運動です。

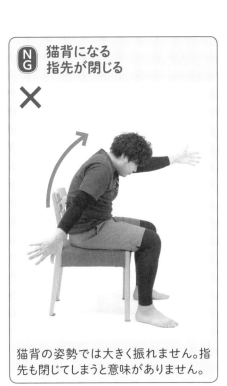

NG 猫背になる
指先が閉じる

×

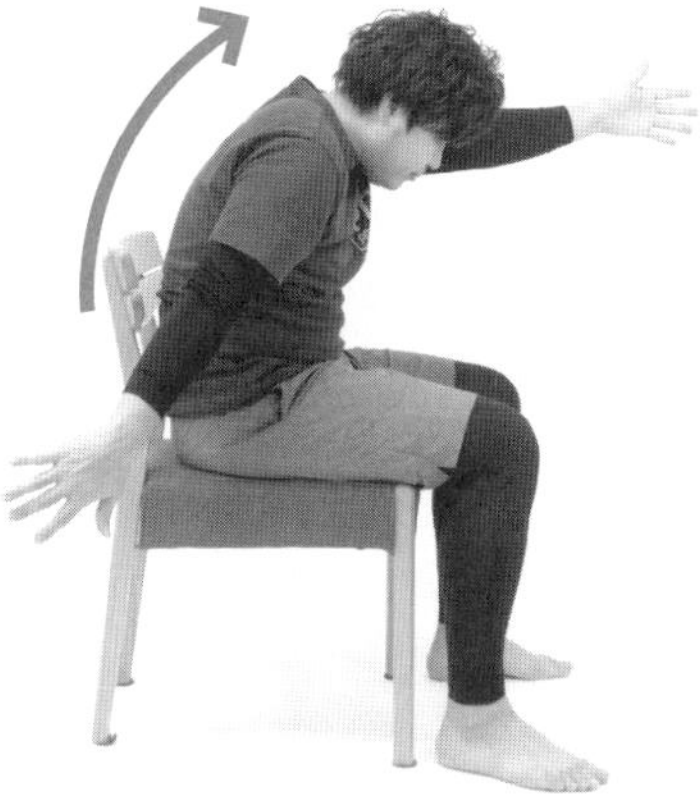

猫背の姿勢では大きく振れません。指先も閉じてしまうと意味がありません。

2 反対側も同様に大きく振ります。顔は手を見上げましょう。

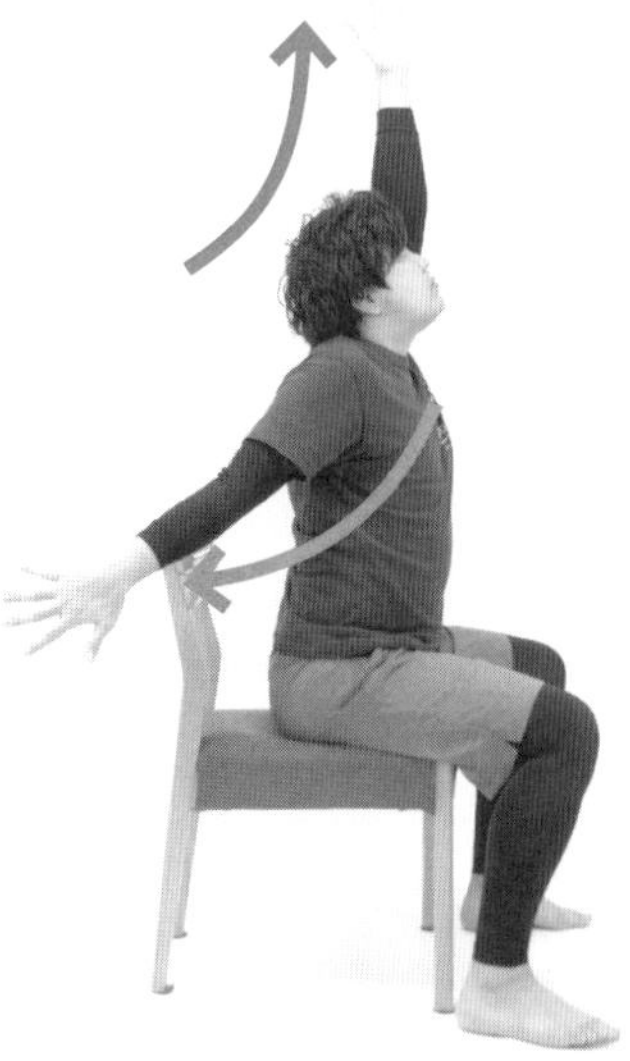

1-10

難易度	役立つ事柄	目安セット数	目標セット数
初級	細かい動作	10回	回

座り・グーパー

1 肘を伸ばし、腕を前へ。指先はしっかりと開きましょう。少し前傾姿勢になるくらい勢いつけましょう。

始まりの姿勢 背筋をしっかり伸ばして座り両手を握って頬の高さに。

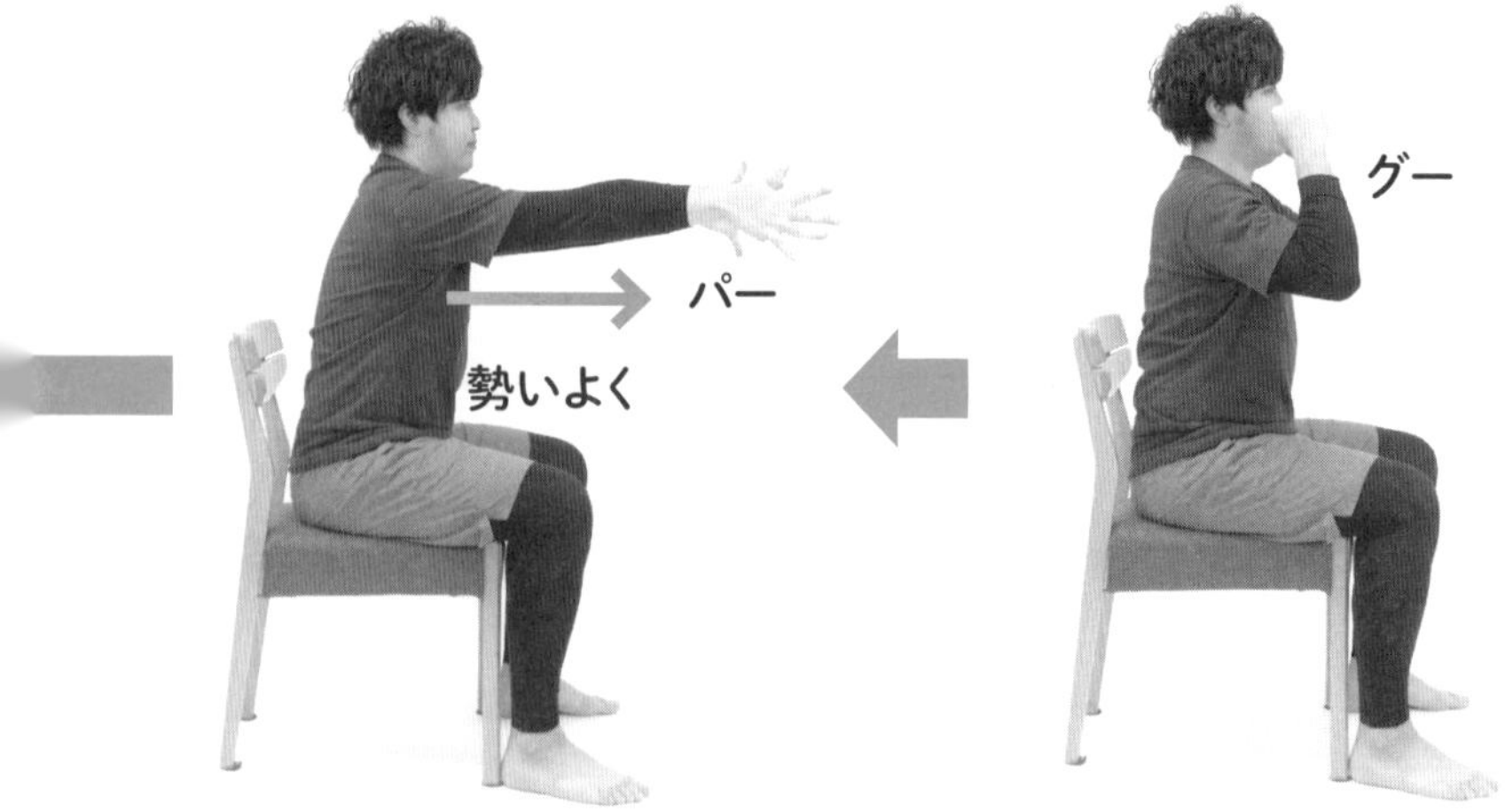

ポイント

背筋を伸ばして指先まで開く

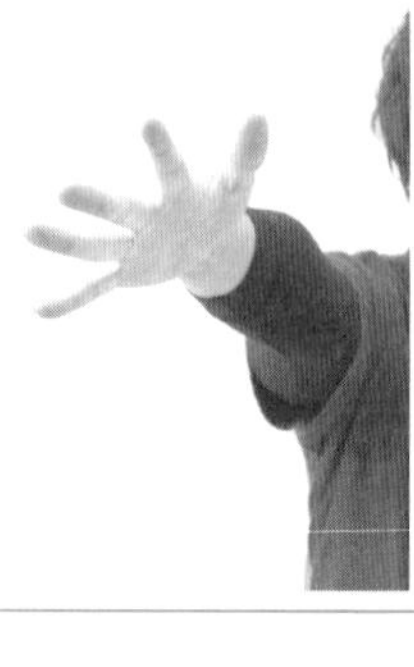

背筋をしっかりと伸ばして、前に出した時に指先までしっかりと開きます。

動画で
チェック!

腕、指先をしっかりと伸ばしていくことでボタンや箸など細かい動作が苦手になる予防をします。細かい動作の前に10回この運動をするとやりやすいかも!?

2 体に戻すときは、しっかりと肩甲骨を引いていきましょう。

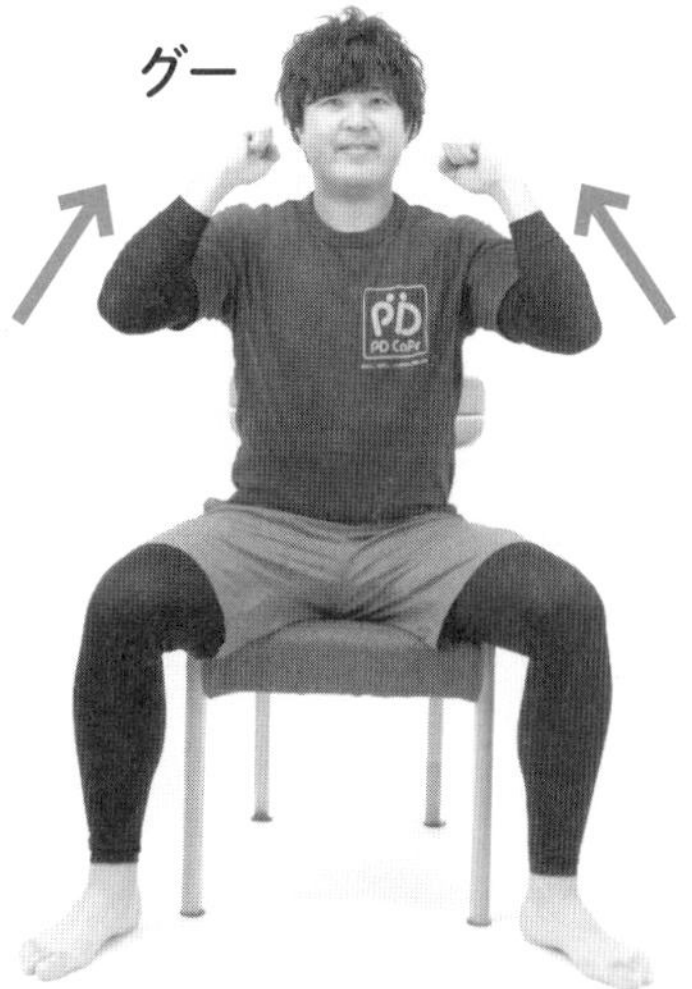

3 大きく声も出しながらやってみましょう。

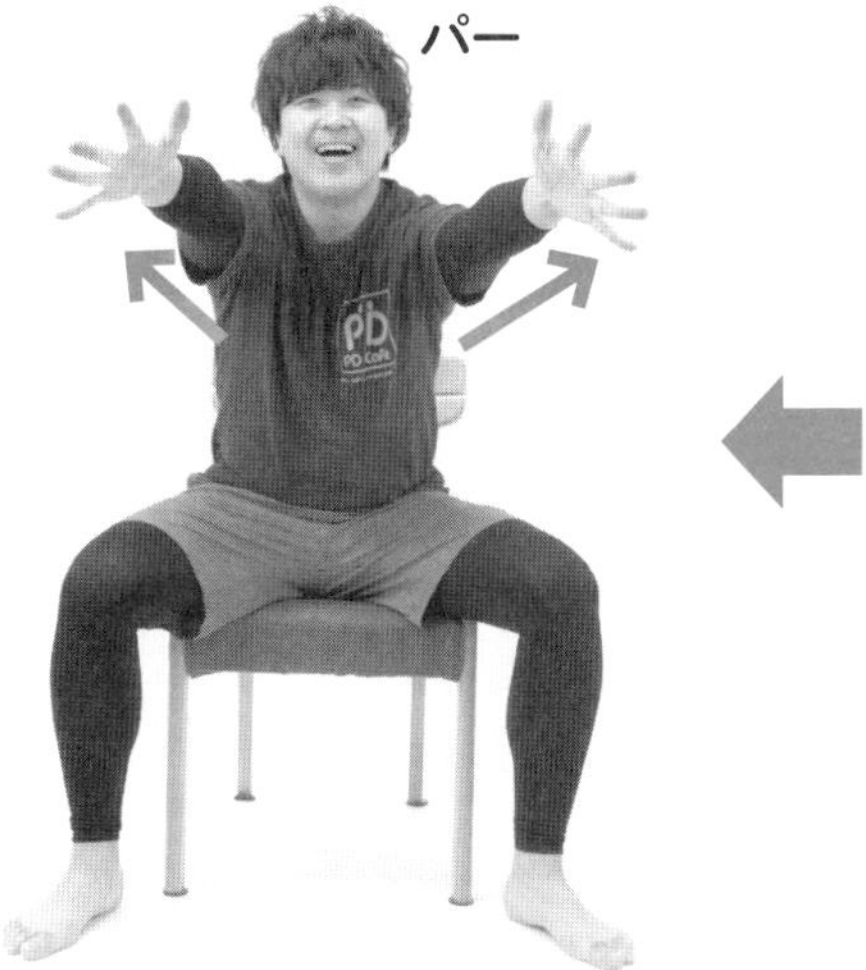

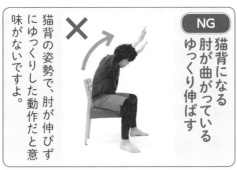

NG

猫背になる
肘が曲がっている
ゆっくり伸ばす

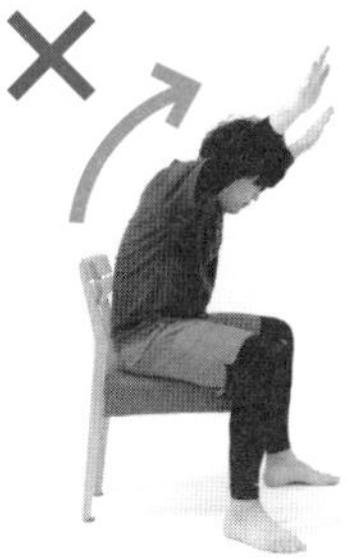

猫背の姿勢で、肘が伸びずにゆっくりした動作だと意味がないですよ。

難易度	役立つ事柄	目安セット数	目標セット数
初級	姿勢	左右1回 15秒	回

1-11 下・膝裏のストレッチ

1 片方の足を前に伸ばします。膝をしっかりと伸ばしましょう。

始まりの姿勢 背筋をしっかり伸ばし少し足を開きます。

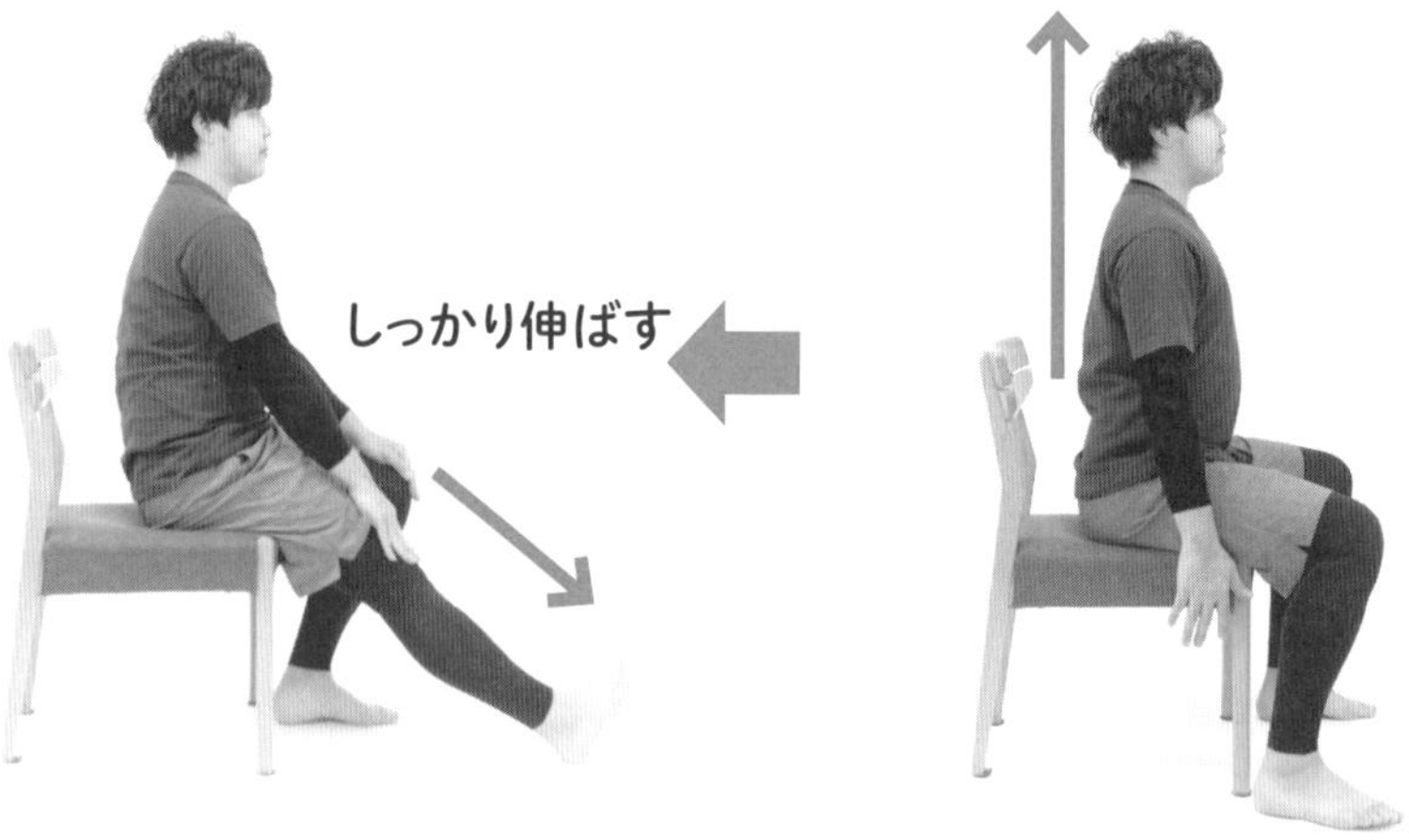

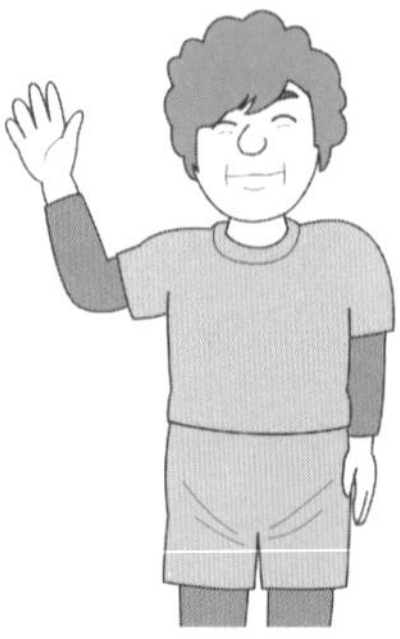

ポイント 膝をしっかりと伸ばして、つま先を目指すようにお辞儀しましょう。

動画で
チェック!

膝裏の筋肉は硬くなりやすく、ここが硬くなると立った時に膝が曲がってしまいます。そうなると猫背の姿勢になりやすいので、しっかりと伸ばしましょう。

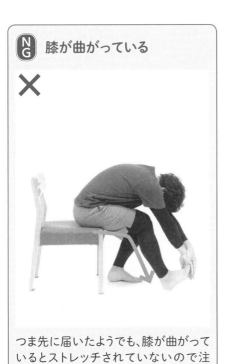

NG 膝が曲がっている

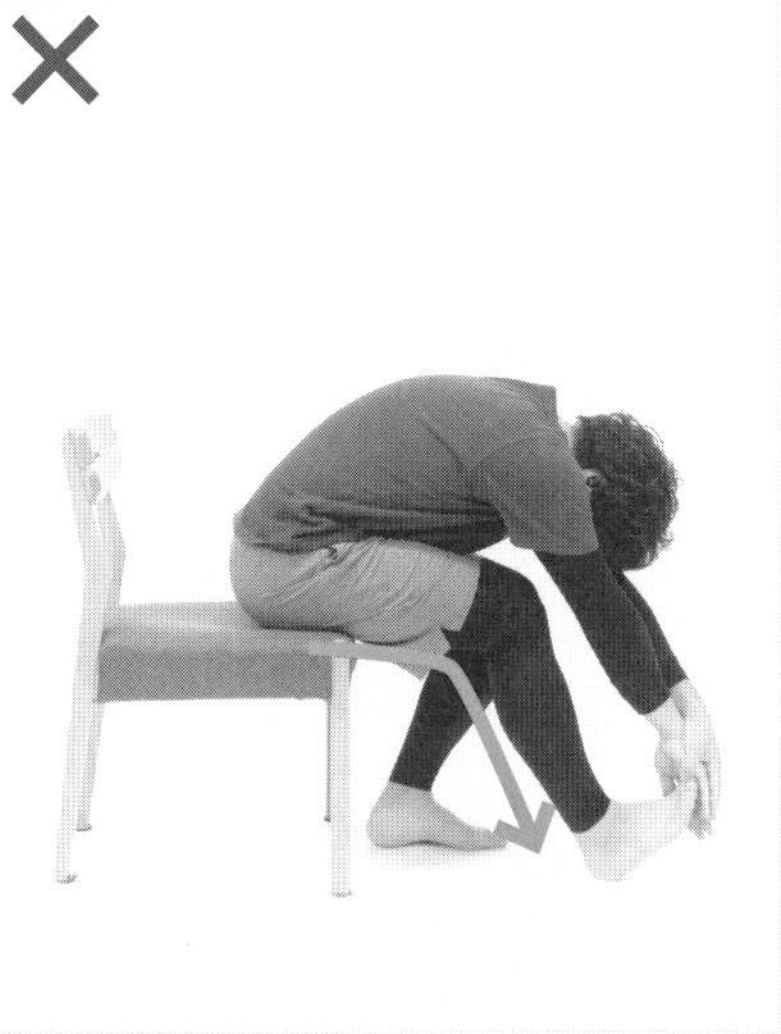

つま先に届いたようでも、膝が曲がっているとストレッチされていないので注意しましょう。

2 大きく息を吐いて、お辞儀をしましょう。つま先を目指します。最初は無理しないで行ないましょう。

お辞儀をする

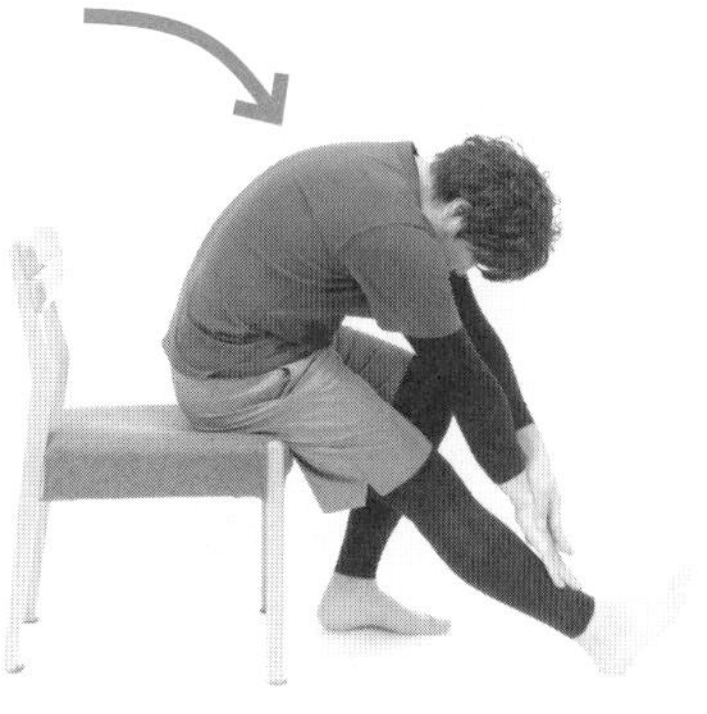

1-12

難易度	役立つ事柄	目安セット数	目標セット数
初級	姿勢	左右1回 15秒	回

下・足組み

始まりの姿勢　しっかりと背筋を伸ばして足は少し広げます。

1　膝が床と平行になるように倒します。膝が水平にならない場合はまずこの練習からしましょう。

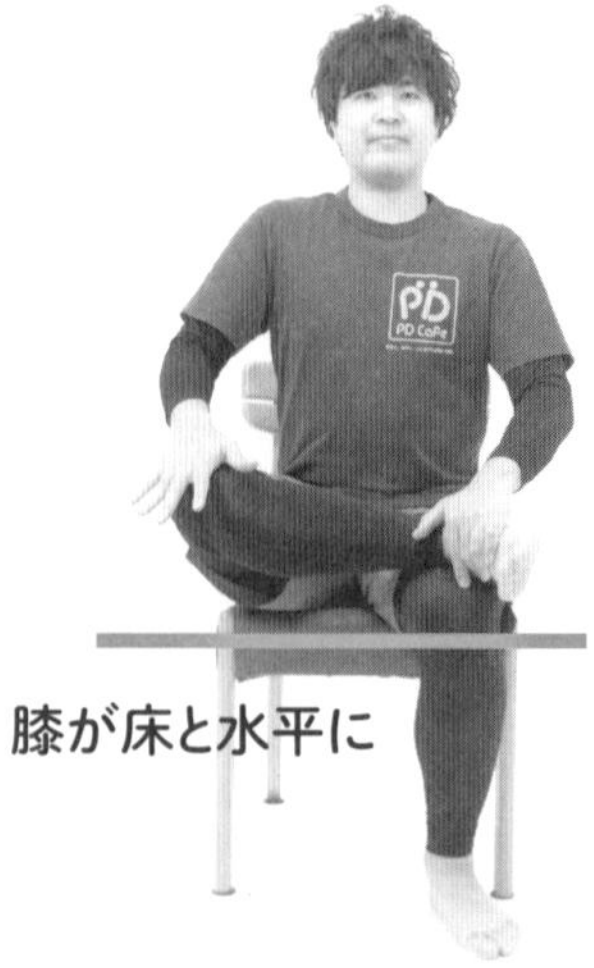

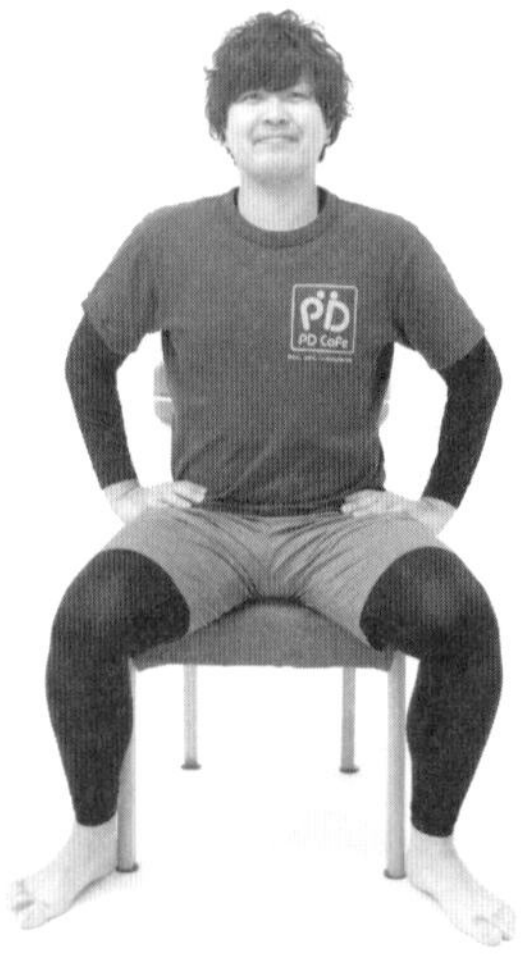

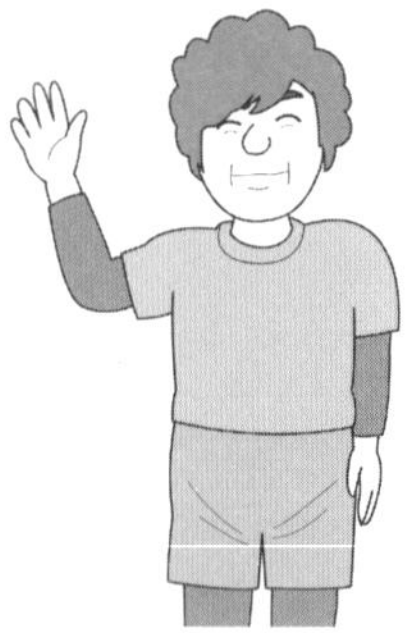

ポイント　背筋をしっかりと伸ばして、足を組み、膝を出来るだけ倒しましょう。大きく息を吐いてお辞儀をします。お尻の裏側が伸びている感覚があればOKです。

動画でチェック!

足を組みにくくなると靴下を履いたり、爪を切ったりすることが苦手になります。女性より男性の方が硬くなりやすいので男性は特にしっかり伸ばしましょう。

2 横から見るとこのような形です。

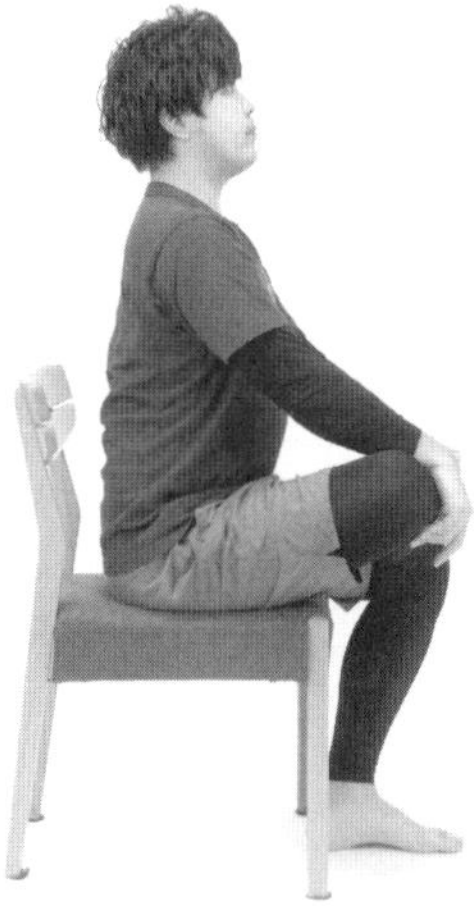

3 大きく息を吐きながらしっかりとお辞儀をしましょう。お尻の裏が伸びている感覚があればOKです。

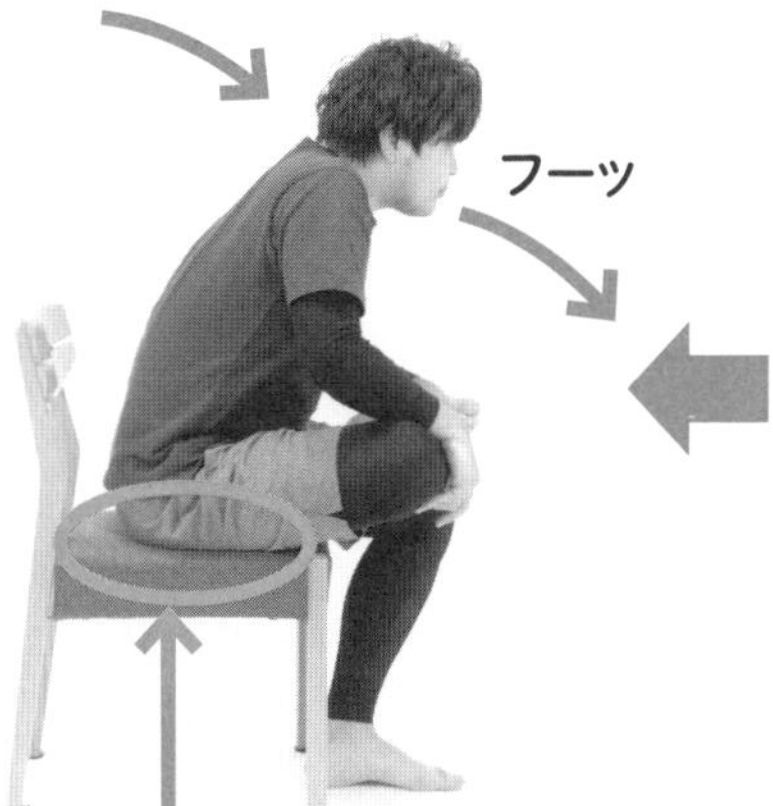

お尻の裏をのばす

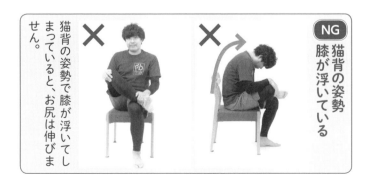

NG 猫背の姿勢 膝が浮いている

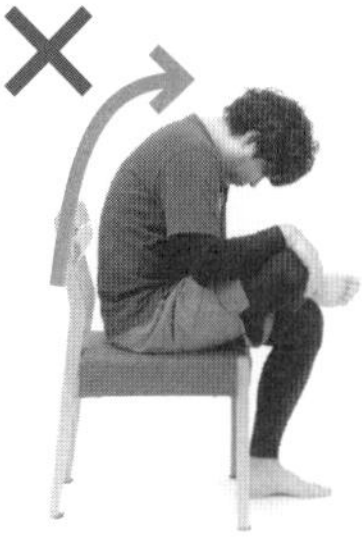

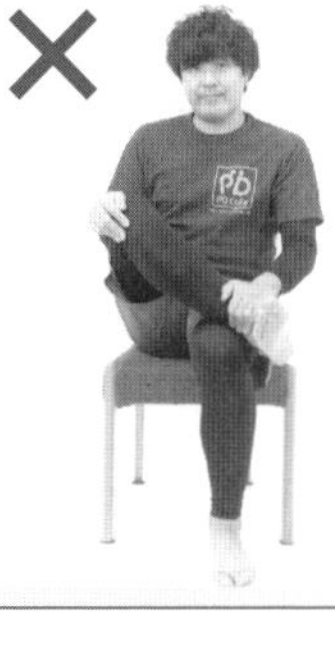

猫背の姿勢で膝が浮いてしまっていると、お尻は伸びません。

難易度	役立つ事柄	目安セット数	目標セット数
中級	歩行	10回	回

1-13 下・足ステップ

1 大きく手を振りながら片足ずつ開きましょう。

始まりの姿勢 背筋を伸ばして座ります。両手を握って脇をしめます。

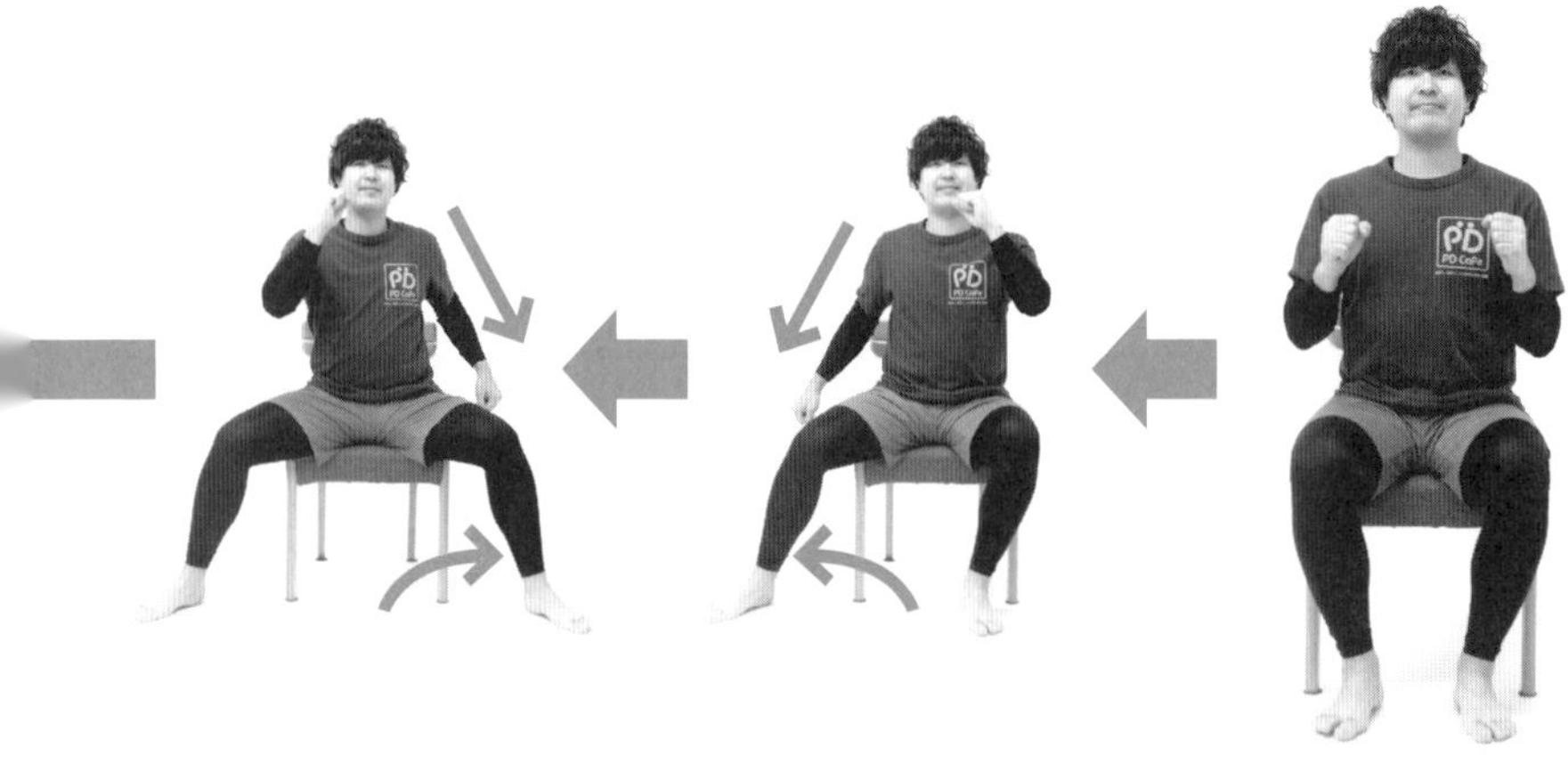

ポイント

リズミカルに大きく足を開く

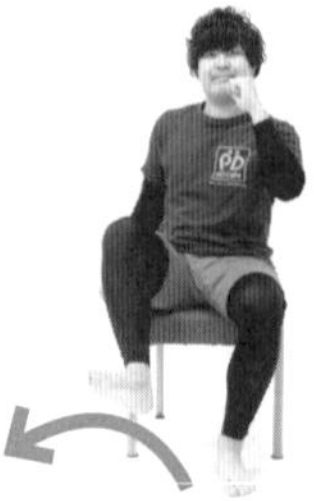

リズミカルに、大きく足を開きましょう。足はすり足で開くのではなく、高くあげながら開きましょう。

動画でチェック!

立った状態での横移動が苦手な人にオススメ。歩いている時に足が上がりにくかったり、階段で躓いたりしやすい方は予防のためこの運動を行いましょう。

2 開いた足を片足ずつ閉じていきましょう。

3 このステップを繰り返し行いましょう。メトロノームなどを使ってリズミカルに行うと最高です。

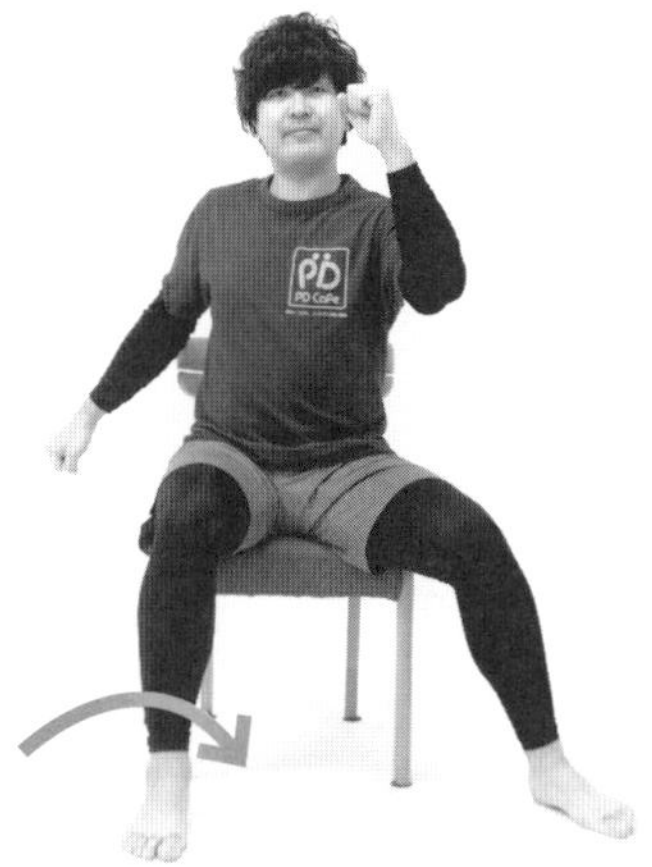

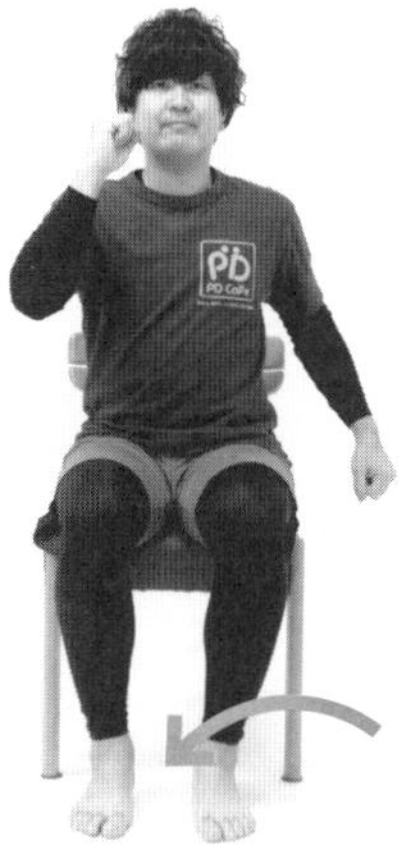

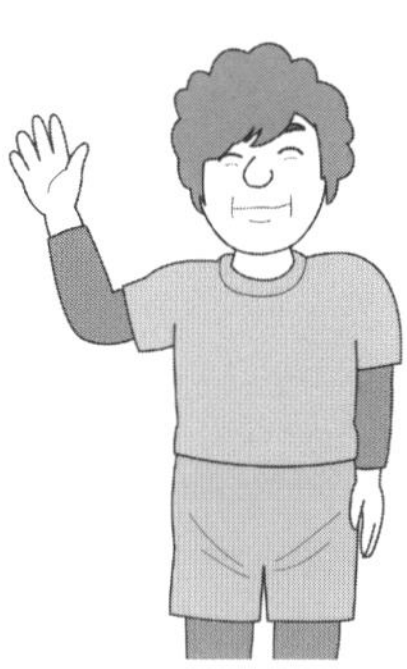

NG 猫背で、足を上げる時に体を倒してしまうと運動の意味がありません。

1-14

難易度	役立つ事柄	目安セット数	目標セット数
中級	歩行	10回	回

下・足首体操

始まりの姿勢 背筋をしっかり伸ばして座ります。

1 まずは踵をしっかりと上げます。

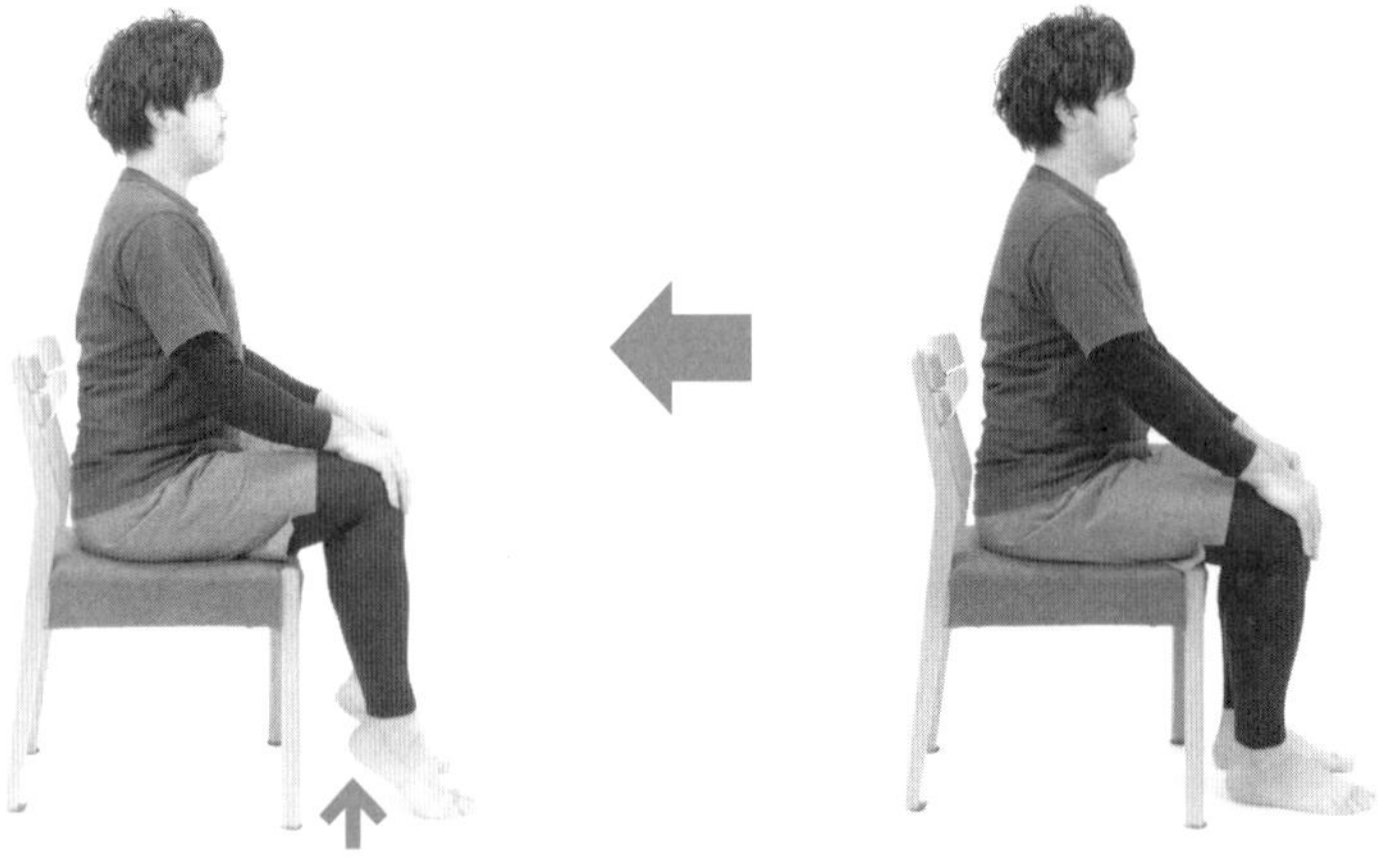

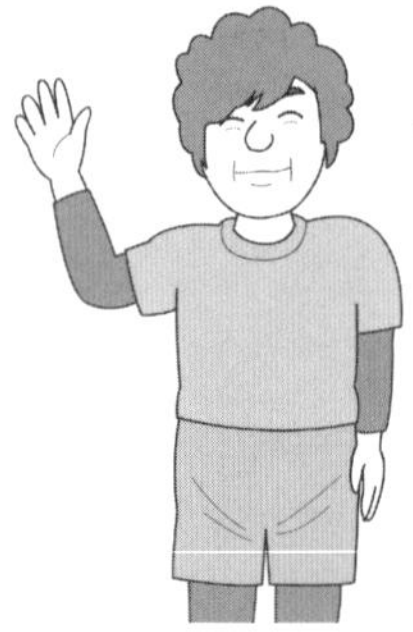

ポイント つま先と踵を交互に大きく上げるのを繰り返し行いましょう。

動画でチェック!

足首の上げ下げの運動の切り替えは歩く上ではとても大事になります。この切り替えがやり辛くなると歩くのが大変になります。また、バランスをとることにも大きく影響するのでしっかりと運動しましょう。

2 踵を下ろしたら、つま先を大きくしっかりと上げましょう。

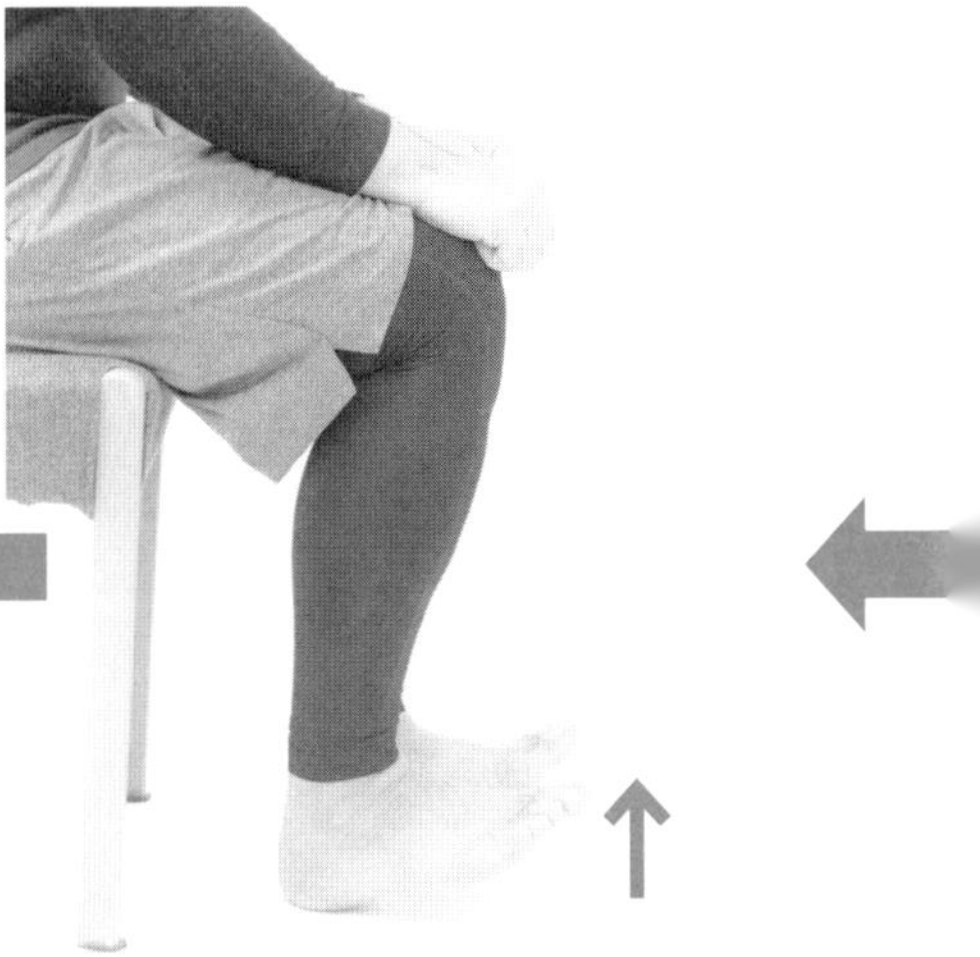

3 つま先と踵を交互に大きく上げます。

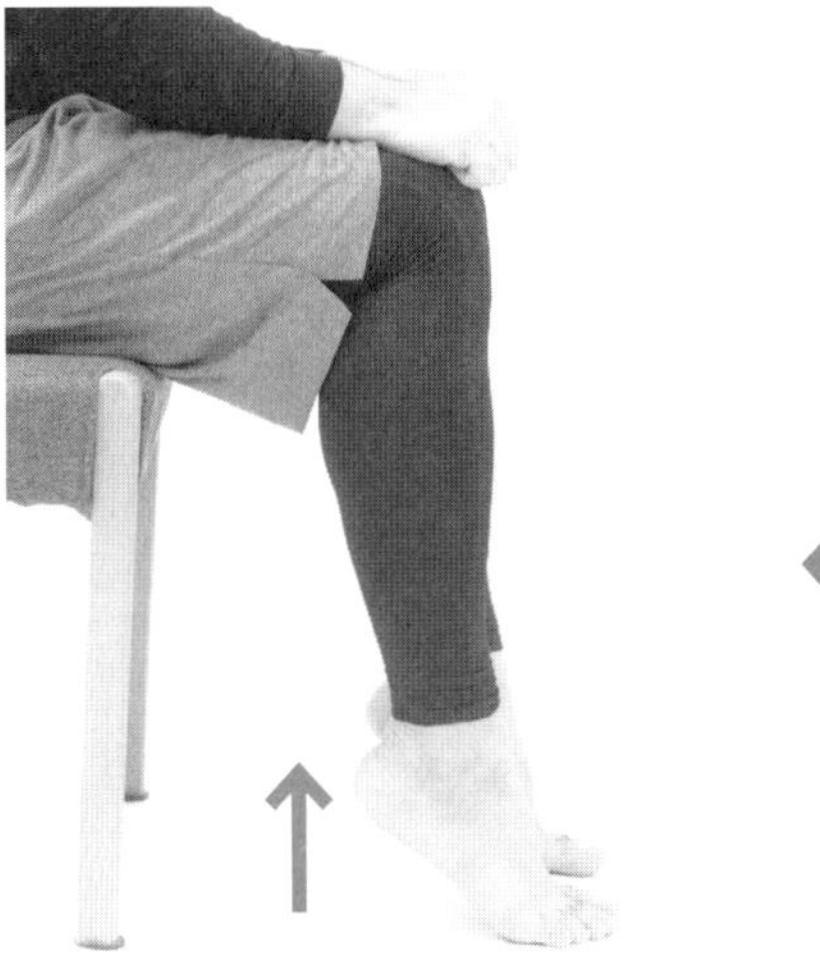

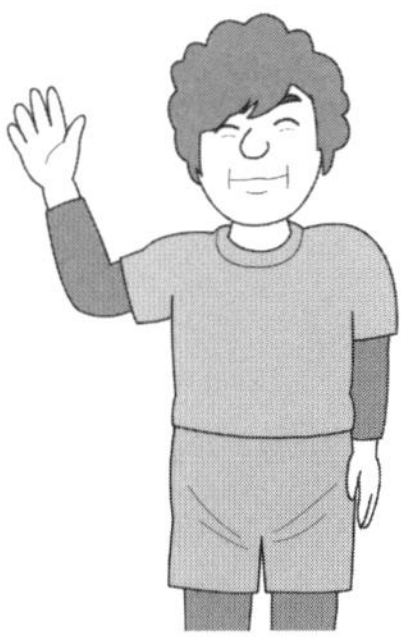

NG 小さく、ゆっくり上げるのではなく大きくあげます。動かしている部位に意識を向けましょう。

1-15 下・指ストレッチ

難易度	役立つ事柄	目安セット数	目標セット数
初級	歩行	左右1回 15秒	回

1 しっかりと足を組みましょう。

始まりの姿勢 しっかりと背筋を伸ばし足は少し広げます。

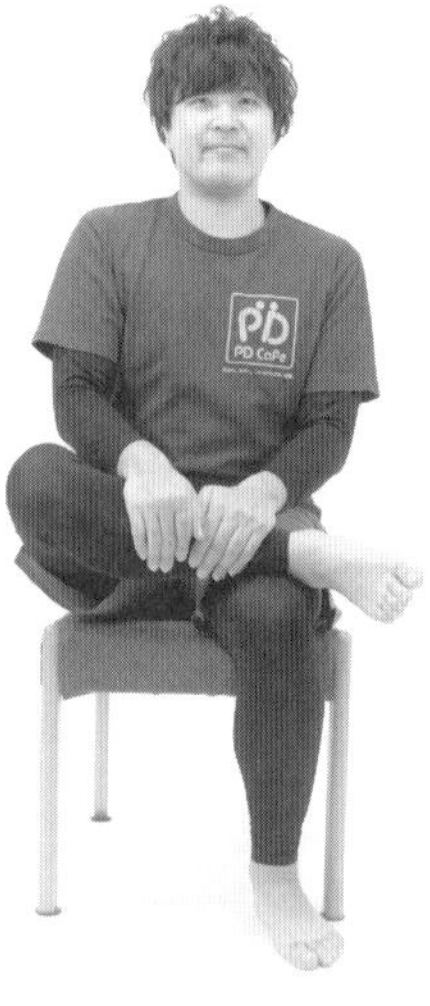

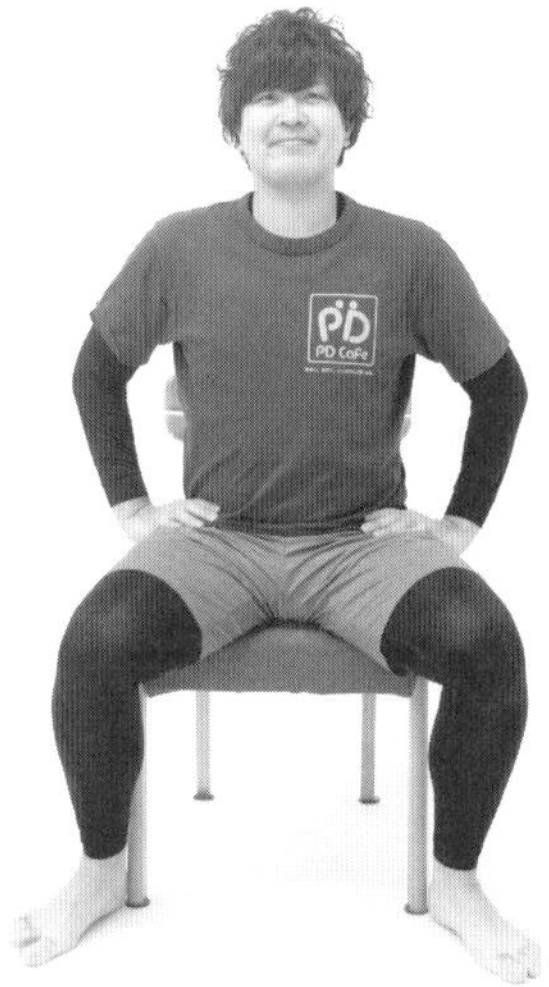

ポイント

伸ばす方向に注意

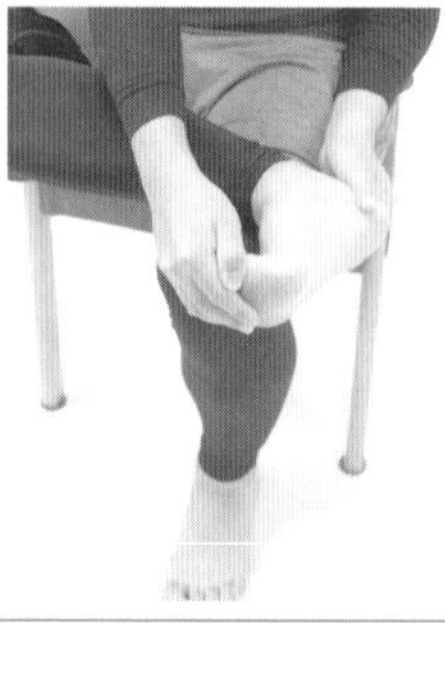

伸ばす方向により、足首の位置が変わってくるので注意して下さい。

動画でチェック!

歩幅が小さくなっていたり、すくみ足がある方の足の指を触って見ると、硬い方が多くいます。とても重要な部位なので、しっかりとストレッチをしましょう。

2 足の甲を伸ばすためには、足首を伸ばします。指先に手を置いてしっかりと伸ばしましょう。

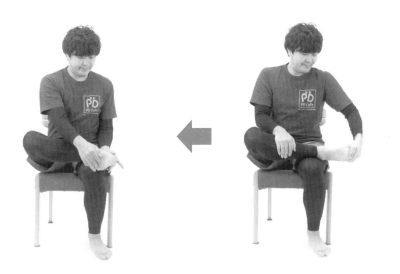

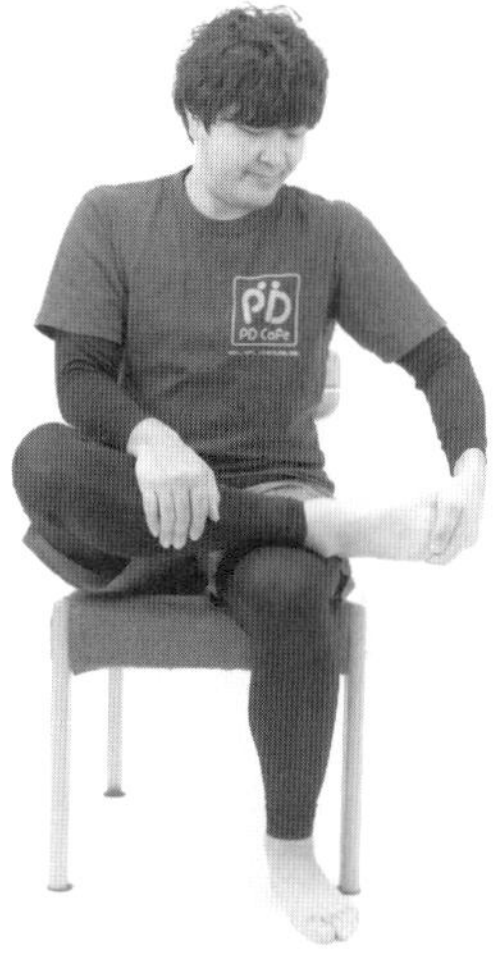

3 足の裏を伸ばすためには、足首を曲げます。指先に手を置いてしっかりと伸ばしましょう。

NG 足首の向きに注意しましょう

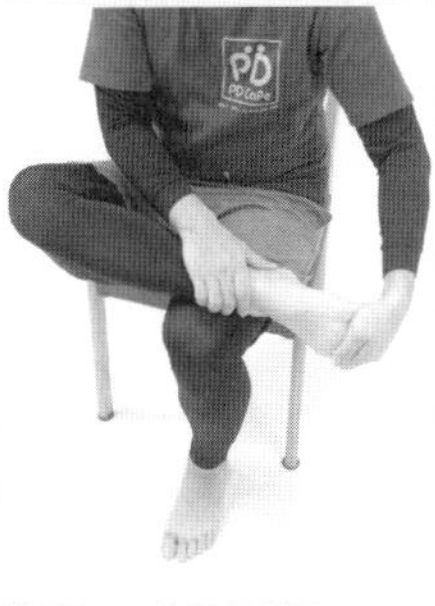

伸ばしたい方向に対して、足首の向きが反対になると意味がないので注意しましょう。

1-16 立ち・横ステップ

難易度	役立つ事柄	目安セット数	目標セット数
中級	歩行	左右5回ずつ	回

始まりの姿勢　背筋を伸ばして立ちます。横にぶつかる様な障害物がないか確認しましょう。

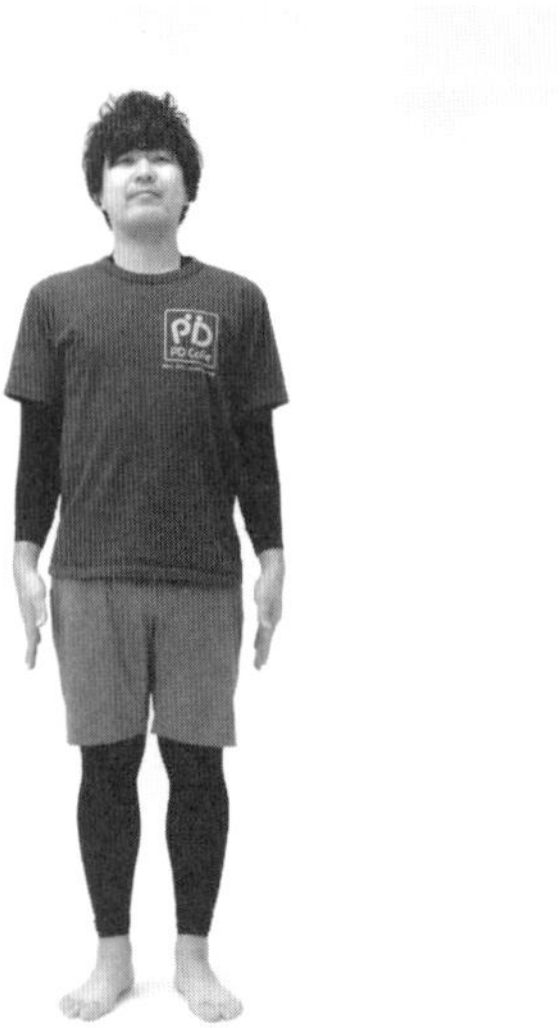

1　片足をおへその位置を目指して高く上げましょう。

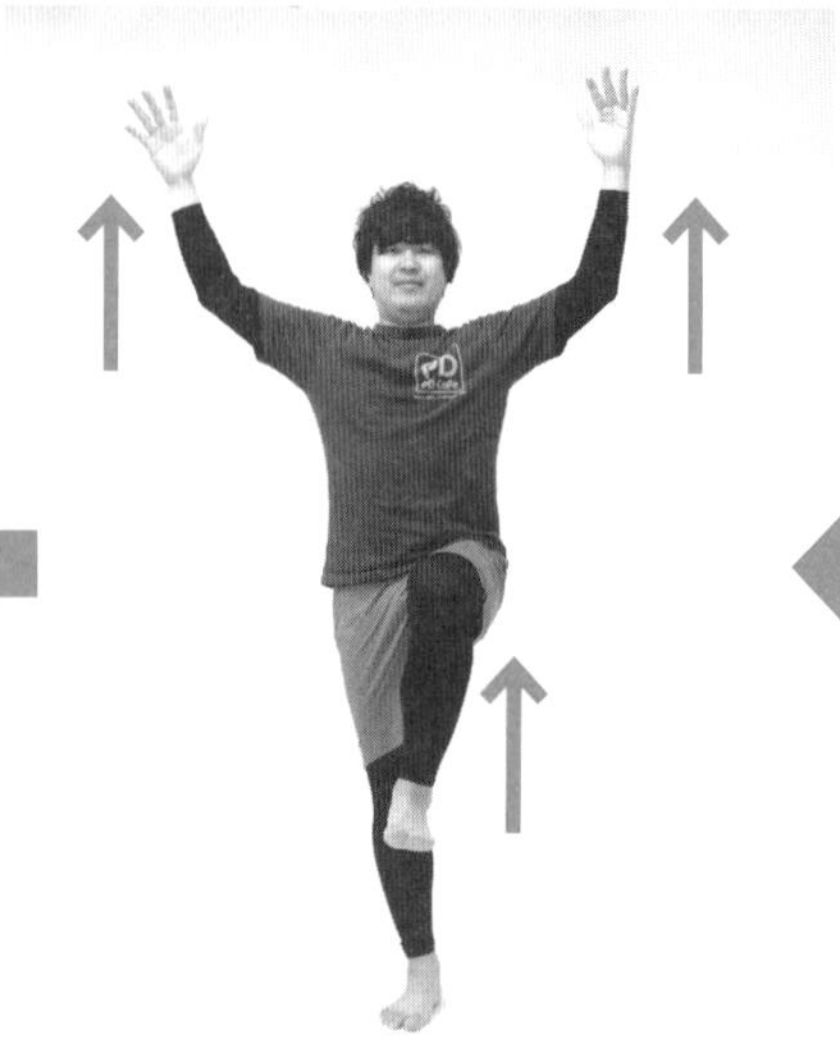

ポイント

大きく横へステップ 大変なら何かに掴まる

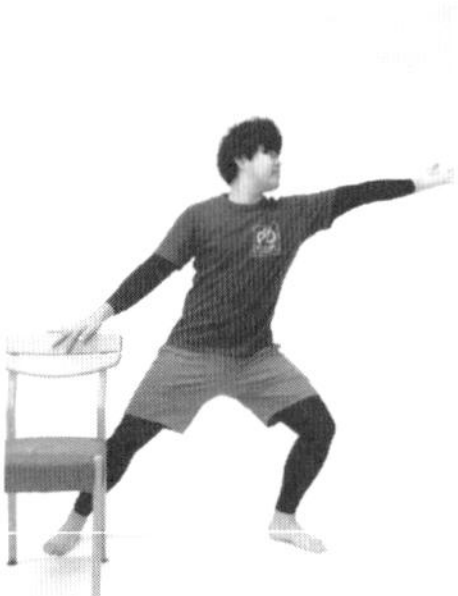

足を大きくあげて、横へ大きくステップしましょう。腕もしっかり伸ばします。バランスを取るのが大変なら何かに掴まりながらやりましょう。

動画でチェック!

椅子に座ったり、キッチンやレストランでは横移動をすることが多くあります。大事な横移動のために可能な範囲で大きく動くことで、それらの動きをスムーズにしましょう。

NG 足を上げるのが低い
指先を開かない

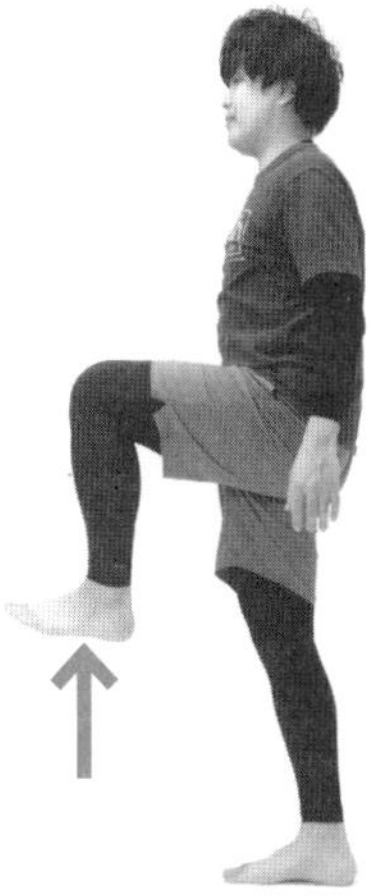

足を上げるのが低いとステップも大きく出来ません。最初は何かに掴まってもいいので高く足をあげましょう。

2 足を大きく横へステップします。手もしっかりと開いて、ステップした方へ顔も向けましょう。

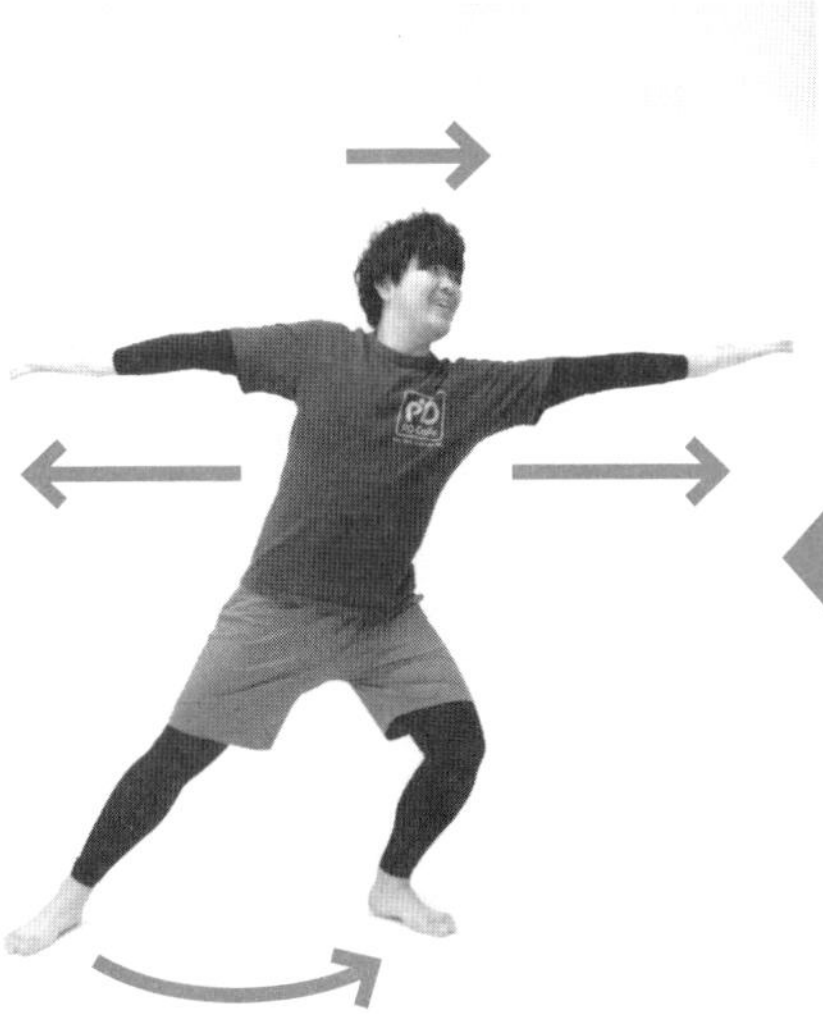

難易度	役立つ事柄	目安セット数	目標セット数
中級	歩行	左右5回ずつ	回

1-17 立ち・前ステップ

始まりの姿勢 背筋を伸ばして立ちます。家の中で行う場合は滑らない様裸足で行います。

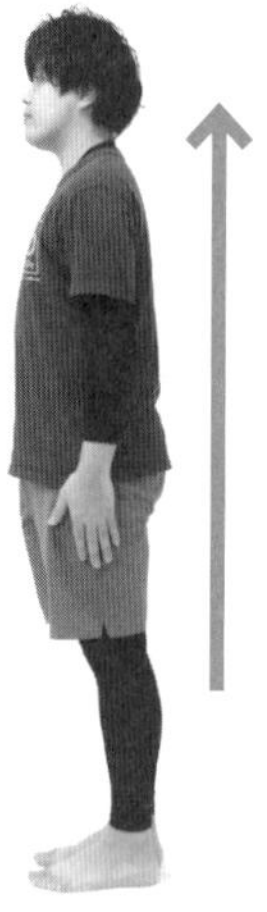

1 片足を高く上げます。この時手足に意識がいきがちですが、お腹に力を入れるとグラつきを防ぎます。

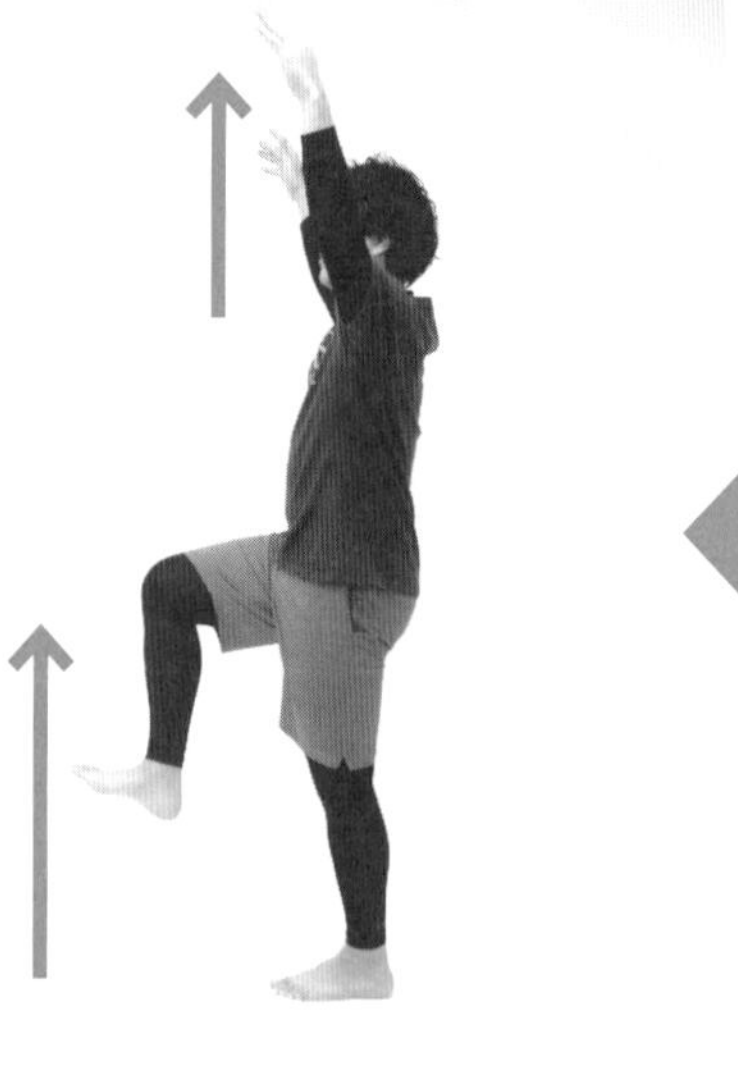

ポイント

大きく前へステップ 大変なら何かに掴まる

足を大きく上げて、前へ大きくステップしましょう。腕もしっかり伸ばします。バランスを取るのが大変なら何かに掴まりながらやりましょう。

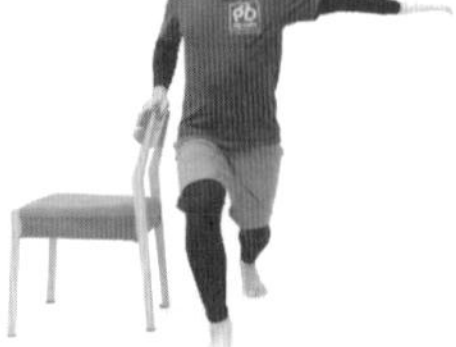

動画で
チェック!

いつの間にか、足を上げる動作が小さくなると、歩いている時に足が上がりにくかったり、階段で躓いたりすることもあります。このステップを繰り返し行い、予防に努めましょう。

NG　足を上げるのが低い
足を前に出しすぎる

×

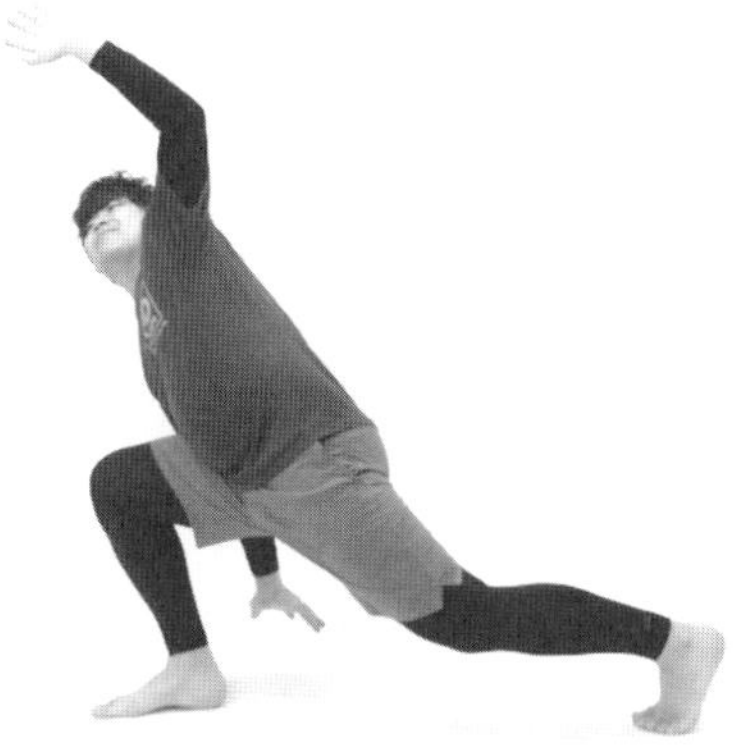

足を前に出しすぎるとふらつくので注意しましょう。最初は何かに掴まってもいいので高く足をあげましょう。

2　胸をしっかり張って、大きく足を前へステップします。指先まで大きく開きます。

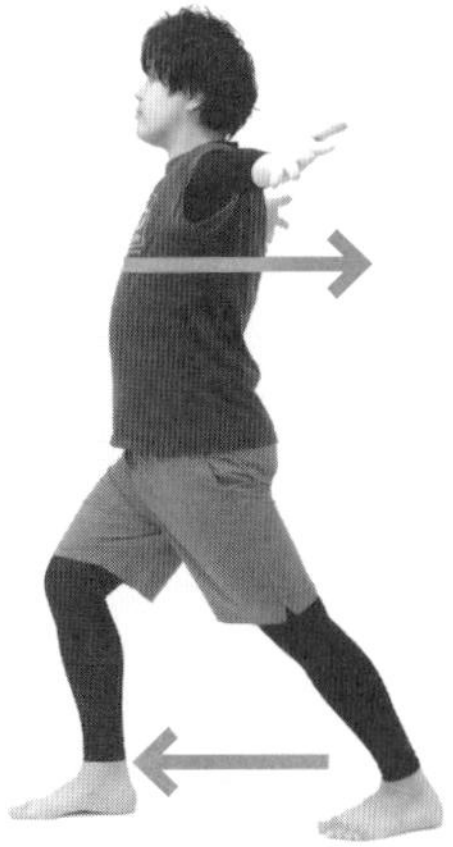

1-18

難易度	役立つ事柄	目安セット数	目標セット数
上級	姿勢	3回	回

立ち・腰伸ばし

猫背を気にする方はとても多いです。猫背の予防として、お腹の前をしっかりとストレッチしましょう。立って行うのが難しい方は座って行いましょう。

動画でチェック！

1 しっかりと立ちましょう。この時点でふらつく方は無理をしない。

2 腰に両手を当てて後ろに反り返ります。

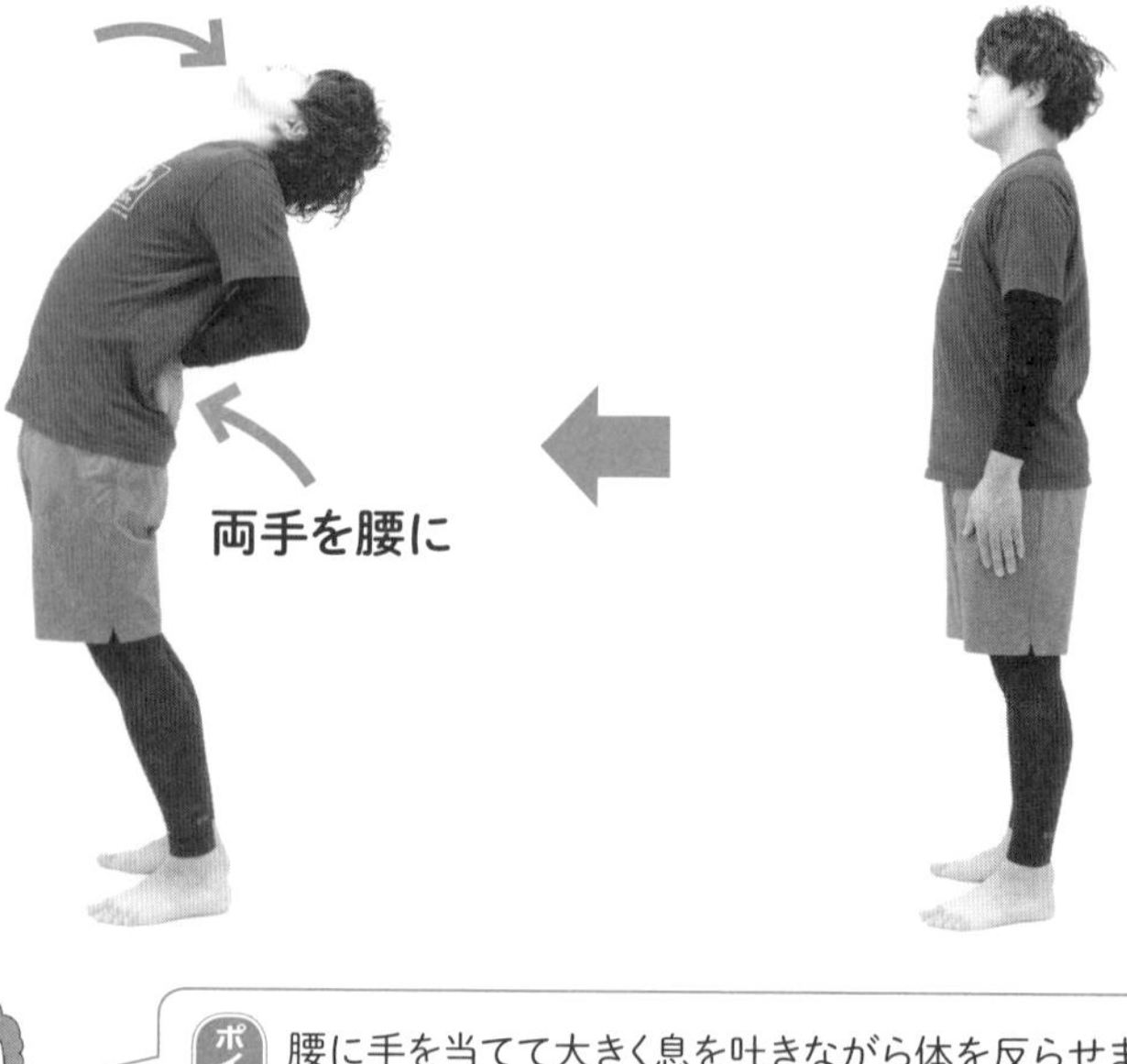

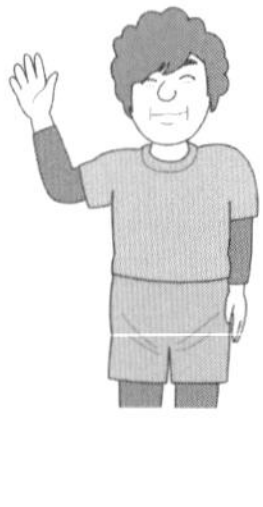

ポイント 腰に手を当てて大きく息を吐きながら体を反らせます。お腹の前が伸びているのを感じましょう。ふらつく方は座って行いましょう。

NG ふらつきや痛みがある方はこの運動はやらないで下さい。座ってやりましょう。

COLUMN 2

初めてのストレッチ体験

しゃがむことが出来ないと気付いた。足が強張っているようで、どうにも言うことを聞かないのだ。このままではまずいとインターネットで調べた妻が「PD Cafe」を見つけた。早速ヨガのグループレッスンに入ったが、何も出来ない。小川代表が途中でパーソナルトレーニングにしましょうと一言。

「T. Kさんの場合はグループレッスンの運動がまだ出来ていないのに等しいので、伸ばす所は伸ばす、曲げる所は曲げる。この動きをさせる為に、ストレッチを重点的に行ないましょう。それで、筋肉を正常な動きに戻します。ストレッチは、毎日、家でも行なって下さい」

それからストレッチを繰り返す日々が始まった。それまで65年間、まともなストレッチなどはやった事もなく、未知の領域だったので身体は悲鳴を上げた。ただし、不思議と不快では無く、気持ちの良い負荷というか、筋肉が動いている実感があるものだった。そして、しゃがむ事が出来るようになり、今ではスクワット20回×3セットは出来るようになった。さらに、ストレッチのおかげで身体が絞られ、体重5kg減、ウエスト3cm減となった。ただし、継続しないと体形が元に戻ってしまうので、ストレッチはこれからも地道に行おうと思う。

Go to ストレッチ!

T.K 診断8年

COLUMN 3

自分が変われば、相手も変わる

15年前の私へ…。

診断から15年たった今でも、一人で歩くことができる。食べることができる。喋ることができる。でも、毎日のように動けない時間があるようだね。よだれや食べ物もこぼす時もある。それでも、医療関係者は「15年でしょ。すごいですよ」と言ってくれる。検査での基準値はクリア。逆に「どうしたらキープできるんですか?」と聞かれる。当時は病名が確定するまで病気について細かく調べた。「人によって症状の出方が違う」など、表現が抽象的で困った。「そんなにひどくなるのか」「事実が知りたい」と思い、そこから動き出したよね。そして、たどり着いたのが「PD Cafe」。仲間はみんな患者で理学療法士の指導を受ける。治療法が確立されるまで、今の身体を動かすことの大切さを学ぶなど、メンバーへのお役立ち、セラピストの社会活動への協力も…。自分が変われば、仲間もスタッフも変わる。初期からこの本に出会い、PD Cafeに出会う→オンラインサロンに入会→目標・計画→修正・リピートをしっかりと…。プロの力を借りて、肩の力を抜いて、気楽に運動を楽しむ。いい加減が、いい加減——。

楽に生きればいいさ!

H.H 診断15年

第3章

やったほうが良い運動

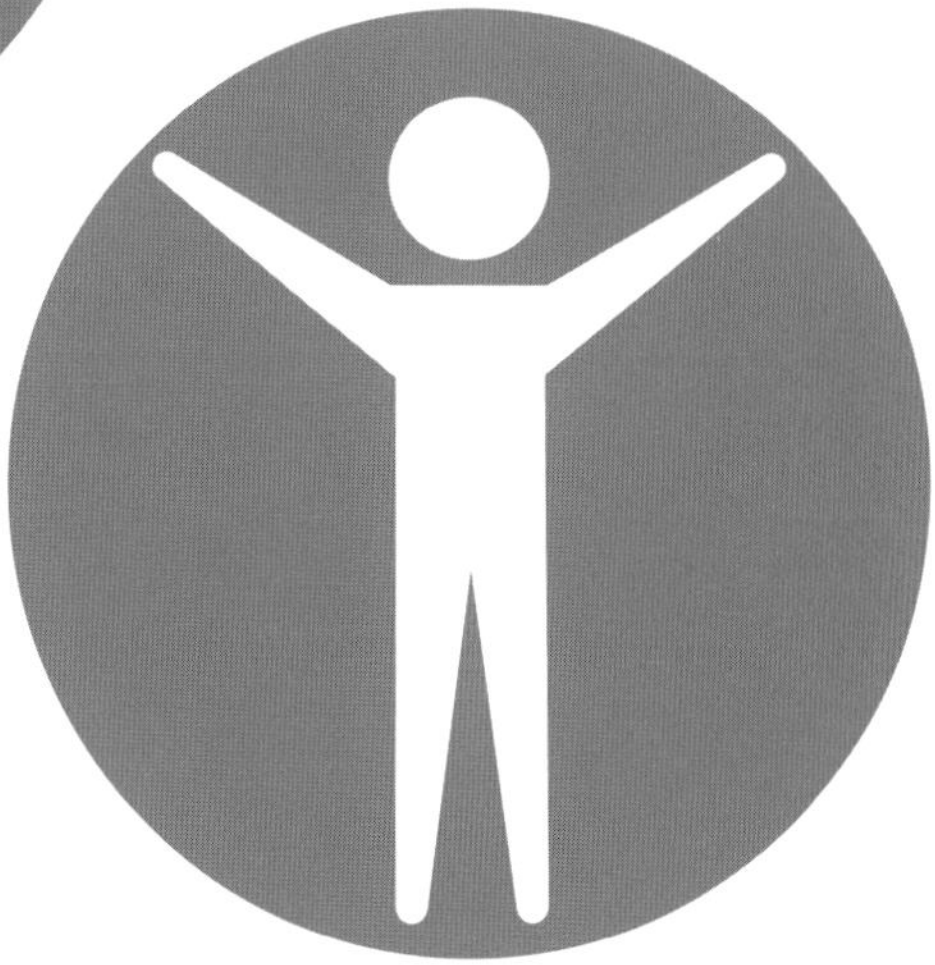

ストレッチのすすめ

パーキンソン病には「固縮」という症状があって、全身の筋肉が固まりやすい特徴があります。中には、「固縮」がそこまで強くない方もいます。多くの方が、姿勢が丸まってしまうことを気にします。姿勢が丸まってしまうと、歩幅が小さくゆっくりとなり歩きにくくなったり、前に突進してしまうような歩き方になる場合もあります。姿勢を保つためには筋肉の柔軟性が必要で、ストレッチがとても重要になります。私が出会う方の多くは筋トレはやっていたけれども、ストレッチはあまりやってこなかった方が圧倒的に多いのです。そんな方は、ストレッチで筋肉の柔軟性をつけるだけでも動きやすくなる場合が非常に多いです。また、ストレッチをせずに筋トレを多くやりすぎてしまうと、筋肉が固くなってしまったり、関節に痛みが出る場合もあります。

今回は、私が経験的に固まりやすい筋肉をピックアップして椅子と床で出来るストレッチをご紹介します。良い姿勢を維持するためのストレッチがメインとなっていますので、習慣にして下さい。

椅子に座って出来るストレッチ

最初にご紹介するのは、椅子に座って出来るストレッチです。体のひねりと横へのストレッチはとても大事で、姿勢が丸くなってしまう原因の一つが体の斜めを走っている筋肉（ひねり）と体の横についてる筋肉が固くなってしまうことにあります。ここが固くなってしまうと体を前かがみにひっぱりやすくなります。ひねりの筋肉が固くなると歩きや寝返りなども行ないにくくなるので、しっかりと伸ばしましょう。

　また、肩甲骨には背中や肩の筋肉がたくさんついています。肩甲骨の動きが固くなると姿勢が丸まったり、腕を振ったり着替えなどの動作が行ないにくくなります。椅子に座って出来るストレッチはとても簡単なので習慣化しましょう。出来るだけ背もたれのある椅子を用意して下さい。今回はタオルを使用してより簡易的なストレッチにしました。

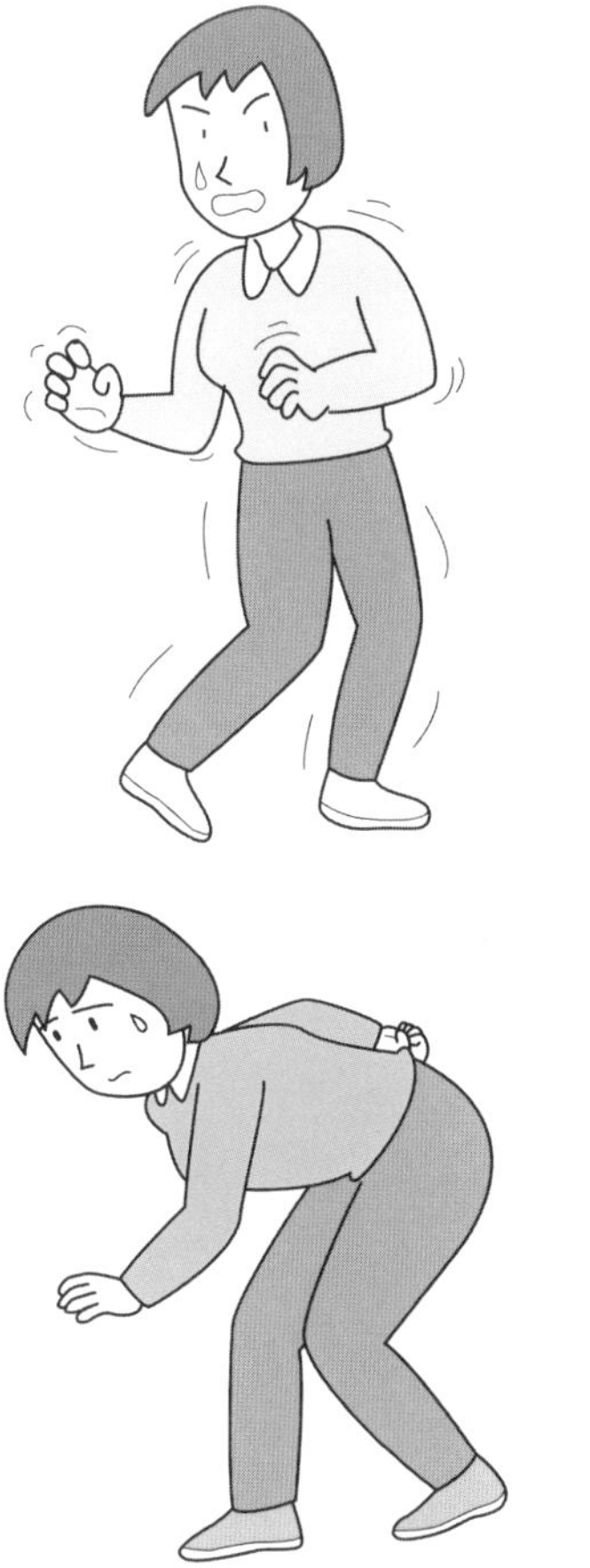

「筋肉の固まりやすさ」「姿勢の丸まり」などの症状を改善させるにはストレッチが有効

2-1

難易度	役立つ事柄	目安セット数	目標セット数
初級	姿勢	左右1回 15秒	回

体をひねる筋肉

体をひねる筋肉が硬くなると猫背になりがちです。歩く時や寝返りを打つ時も体は自然とひねりを伴うので、このストレッチで伸ばしましょう。

動画でチェック!

1 背筋をしっかりと伸ばして足を広げて、タオルを肩幅程度で握ります。

2 大きく息を吐きながら後ろに振り返りましょう。

3 反対も同様です。しっかりとひねると体の横の筋肉が伸びているのを感じます。

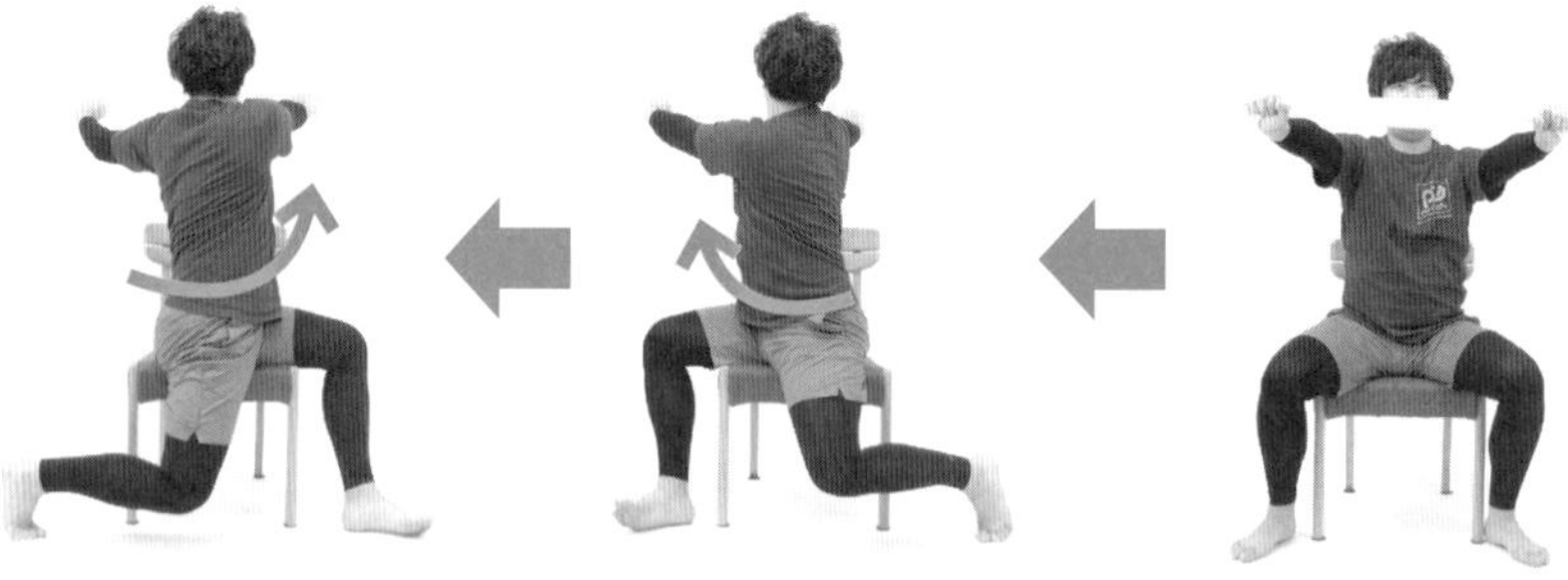

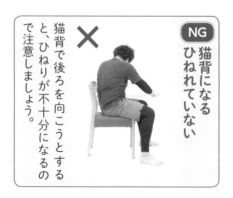

NG 猫背になる ひねれていない

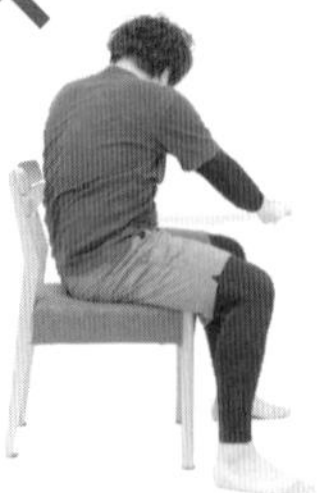

猫背で後ろを向こうとすると、ひねりが不十分になるので注意しましょう。

難易度	役立つ事柄	目安セット数	目標セット数
中級	姿勢	左右5回ずつ	回

体をひねる筋肉 番外編

動画でチェック!

体をより大きくひねる筋肉のストレッチです。猫背が気になる方は、通常のひねるストレッチがうまくなってから、こちらのストレッチをしましょう。

1 初めはタオルを肩幅で持ちましょう。慣れてきたら広く持ちましょう。

2 床に一旦タオルをつけましょう。

3 大きく息を吐きながらひねりながら上を向きましょう。

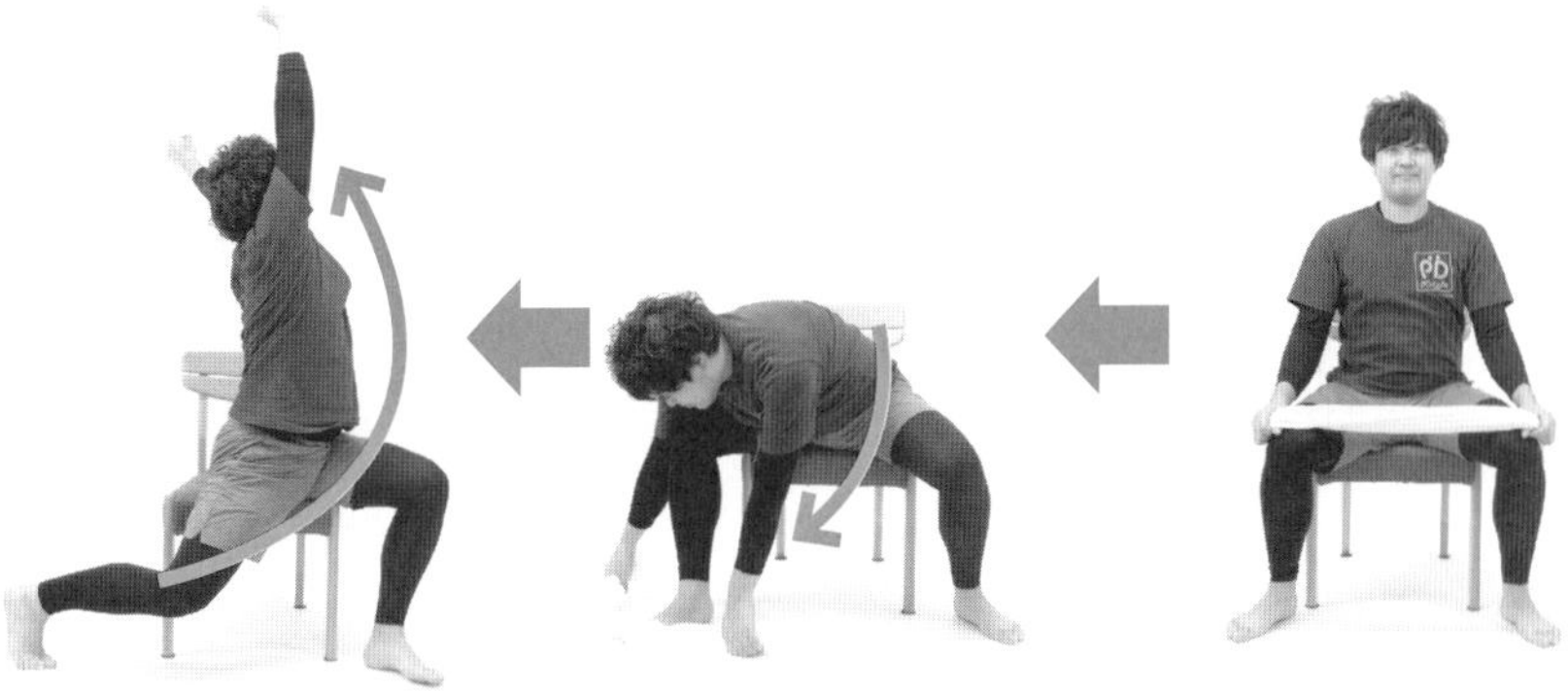

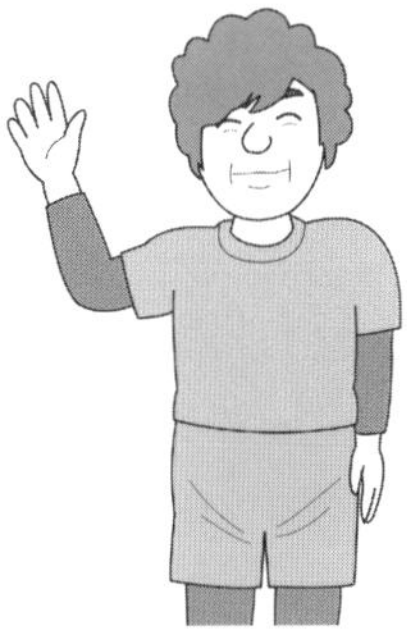

ポイント 背筋をしっかりと伸ばして、ひねりながら上を向きましょう。

NG 背筋を伸ばしてひねれても顔を上げていないと体が伸び切らないので注意しましょう。

2-2 お腹の前の筋肉

難易度	役立つ事柄	目安セット数	目標セット数
初級	姿勢	2回 15秒	回

猫背が気になる方の多くは、お腹の前の筋肉が硬くなっています。背もたれに寄りかかって伸ばしてお腹の前の筋肉が伸びているのを感じて下さい。

動画でチェック！

始まりの姿勢 背もたれに寄りかかって座ります。

1 大きく息を吐いてゆっくりと体を伸ばしましょう。顔も上に向けましょう。

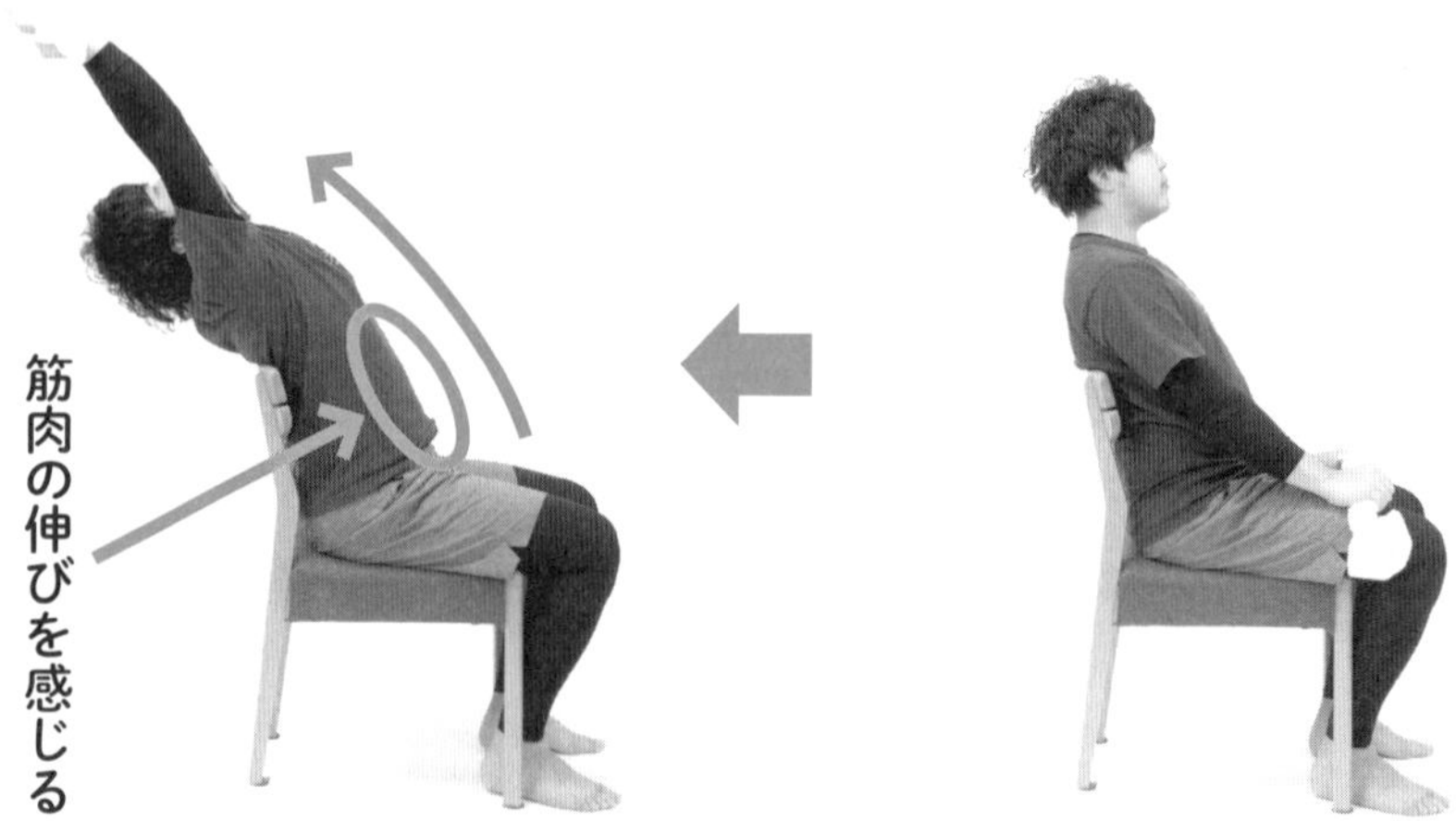

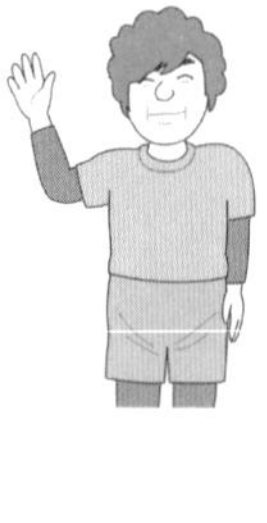

ポイント 背もたれのある椅子に座って、大きく息を吐きながらゆっくり伸ばしましょう。勢いをつけて行ってしまうと痛みの原因になります。

2-3

難易度	役立つ事柄	目安セット数	目標セット数
初級	姿勢	左右1回 15秒	回

体の横の筋肉

体の横の筋肉が硬くなると猫背になったり、体が横へ傾きやすくなります。タオルを使ってゆっくりストレッチして、いい姿勢を保てるようにしましょう。

動画でチェック!

1 足を広げて、タオルを肩幅で持ち、背筋をしっかりと伸ばして腕を上げましょう。

2 大きく息を吐きながら背筋を伸ばしたましっかりと体を横へ倒しましょう。

3 反対側も同様です。横の筋肉が伸びているのを感じましょう。

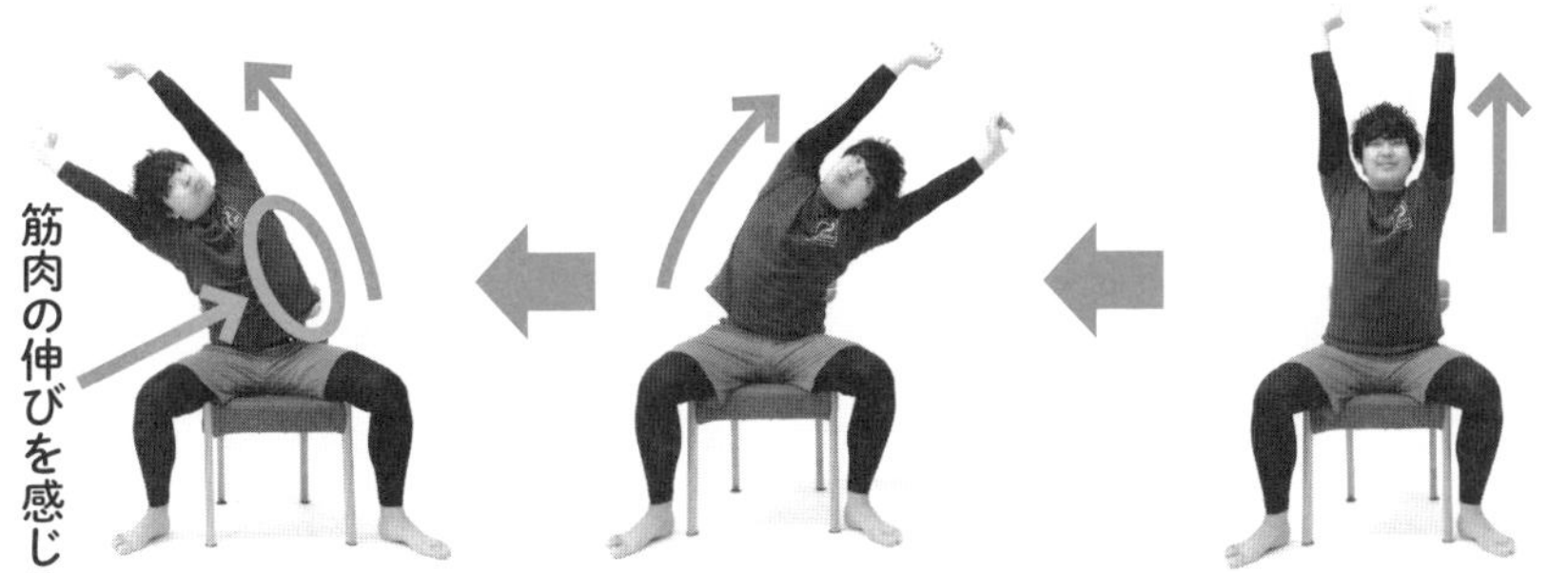

NG 猫背の姿勢 足を閉じる

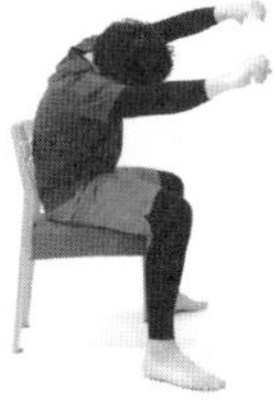

✕ 足を閉じて猫背の姿勢で傾いても伸びないので注意して行いましょう。

ポイント 足を肩幅に広げて、しっかりと背筋を伸ばしましょう。左右で倒れ具合に差があれば、倒れにくい方を重点的に伸ばします。

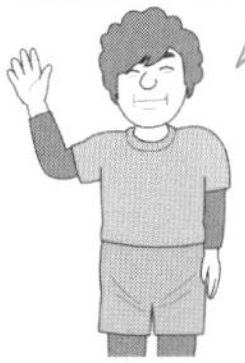

2-4 肩甲骨回り

難易度	役立つ事柄	目安セット数	目標セット数
初級	姿勢	5 回	回

1 脇を締めて、肘をしっかりと引きましょう。左右の肩甲骨をくっつけるイメージで行います。

始まりの姿勢 両手を前に伸ばして足は少し開く。

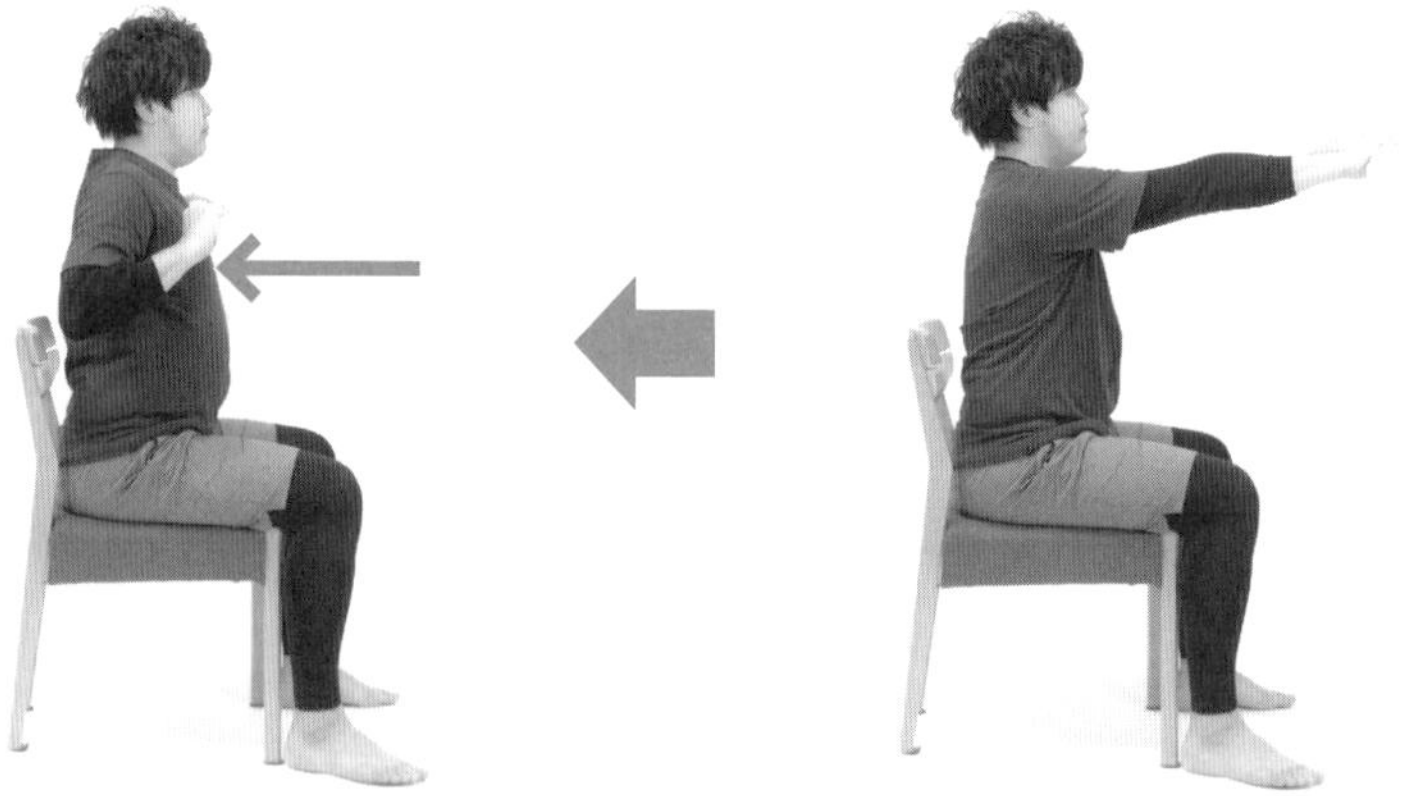

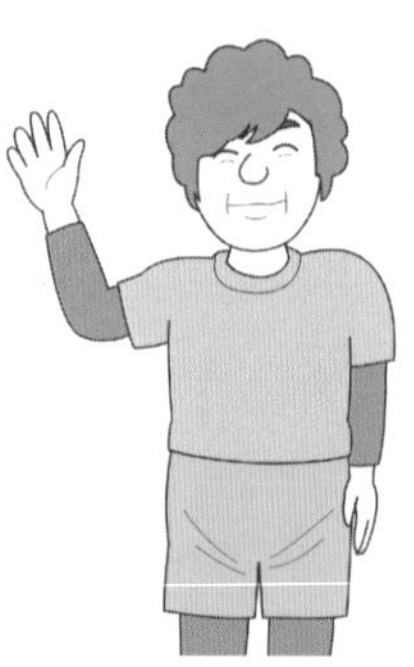

ポイント 脇を締めて、大きく手を伸ばしたり引いたりしましょう。肩甲骨が動いているのを感じて下さい。

動画でチェック!

肩甲骨周りの筋肉が硬くなってしまうと、食事や着替え、そして手を上げるのも苦手になります。タオルを使って大きく深く肩甲骨を動かしていきましょう。

2 今度は上に手を伸ばしましょう。しっかりと背筋も伸ばします。

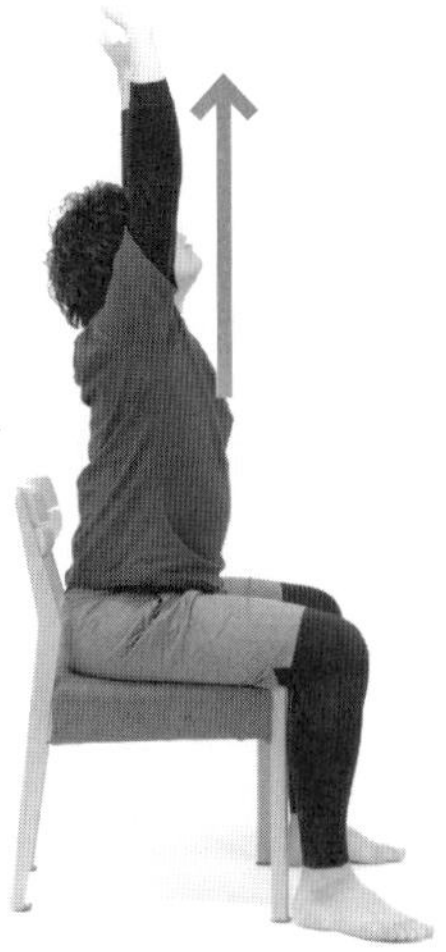

3 脇を締めながら、肘を下に引きます。この時も左右の肩甲骨がくっつくイメージで行います。

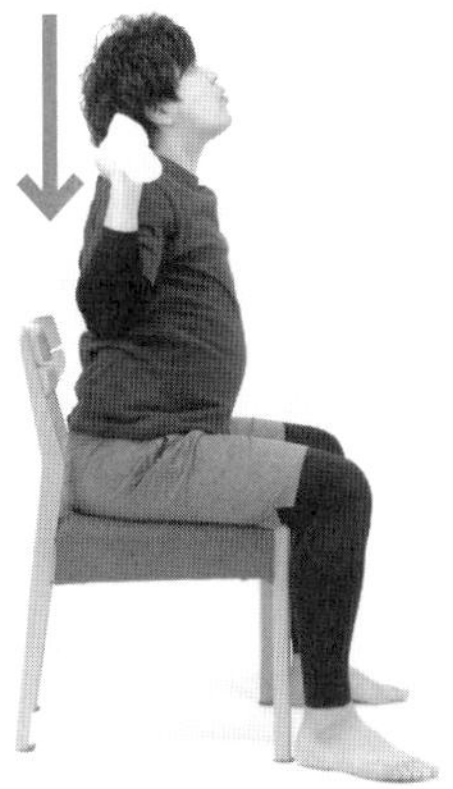

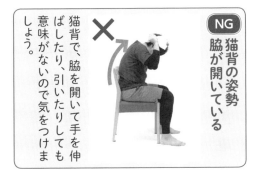

NG 猫背の姿勢 脇が開いている

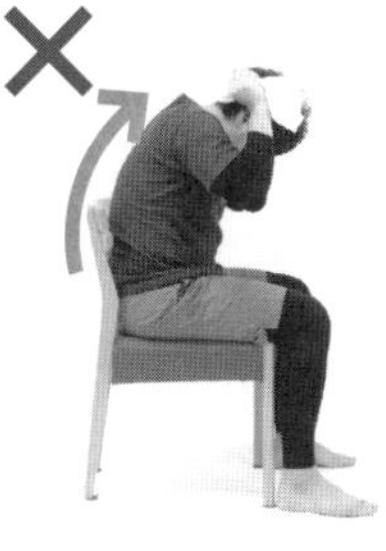

猫背で、脇を開いて手を伸ばしたり、引いたりしても意味がないので気をつけましょう。

床で出来るストレッチ

椅子に座って出来るストレッチがある程度行なえるようになったら、床で出来るストレッチも挑戦しましょう。椅子に座って出来るストレッチは、上半身の項目が多かったのに対して、床で出来るストレッチは股関節周りのストレッチもあります。股関節周りもとても固くなりやすく、姿勢や歩きに重要な筋肉です。姿勢が丸まっている方は股関節の付け根が固い場合がとても多いので予防のために伸ばしていきましょう。

体をひねる筋肉の柔軟性はとても大事なので、初級～中級～上級とレベル分けをしています。初級～中級は、足から体をひねるストレッチです。足からひねるほうが簡単と思う方が多いでしょう。上級は腕からひねります。ひねりの筋肉が固い方がいきなり上級を行なうと腕の付け根や腰を痛める可能性があるのでしっかりと初級から行なって下さい。このひねりの筋肉の柔軟性がついてくると丸まった姿勢をまっすぐに戻しやすくなったり、歩いているときに腕を振りやすくなったり、寝返りがしやすくなったりします。

ひねりの筋肉がかなり固くなるとこれらのストレッチをご自身で行なうことが困難になります。誰かの手を借りる必要がない初期のうちにひねりのストレッチを習慣にしましょう。多くのパーキンソン病の方を見てきた経験から言えます。ひねりの筋肉の柔軟性だけは絶対につけておきましょう。

各ストレッチでとても大事なのは、左右の固さの違いを感じることです。パーキンソン病は左右どちらかから発症する場合が多いので、ストレッチがやりづらい方向を優先して行ないましょう。左から発症した方は、左側が固くなっている場合が多いので、ひとつひとつのストレッチで左右差を意識して下さい。意識するのとしないのでは効果が違います。

3-1

難易度	役立つ事柄	目安セット数	目標セット数
初級	姿勢	左右1回 15秒	回

体をひねる筋肉①

動画でチェック!

体をひねる筋肉は診断初期から硬くなっている方もいます。日常生活に支障の出る前にひねりのストレッチを習慣づけましょう。

1 両手を広げて、両膝を立てましょう。

2 足をしっかりと倒しましょう。倒した反対側へ顔を向けましょう。

3 反対も同様です。顔が残ってしまう方が多いのでしっかりと顔を向けて伸ばしましょう。

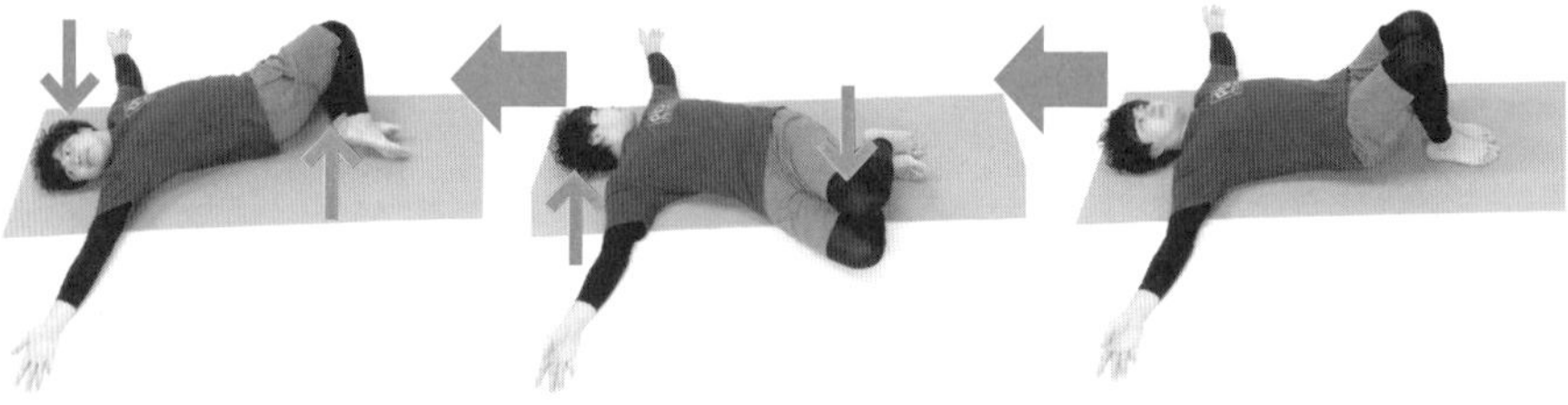

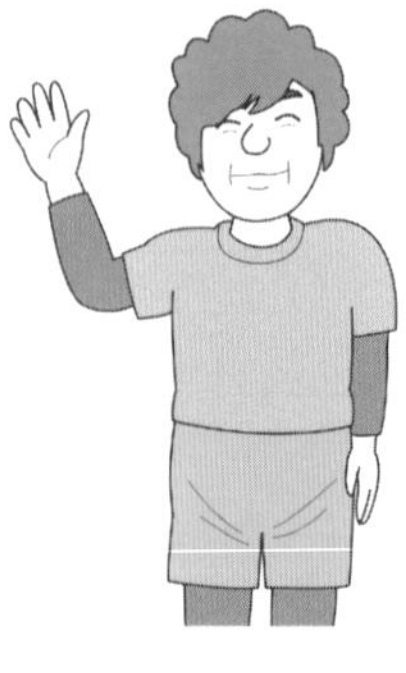

ポイント 手をしっかりと広げて、足を倒します。顔は倒した足と反対側を向きましょう。体の横が伸びているのを感じましょう。

NG 足を倒した方に顔が向いていたり、手が浮いてしまうと、筋肉の伸びが不十分になるので注意しましょう。

3-2

難易度	役立つ事柄	目安セット数	目標セット数
中級	姿勢	左右1回 15秒	回

体をひねる筋肉②

動画でチェック！

歩きや寝返りの時も体をひねっていますので、このストレッチはとても大事です。中級編として足を組んで倒すひねりのストレッチをやりましょう。

1 両手を広げて、足を組みましょう。

2 足をしっかりと倒しましょう。腕が浮かないように、そして顔は倒した足と反対側を向きましょう。

3 反対も同様です。大きく息を吐いて、体の横が伸びているのを感じましょう。

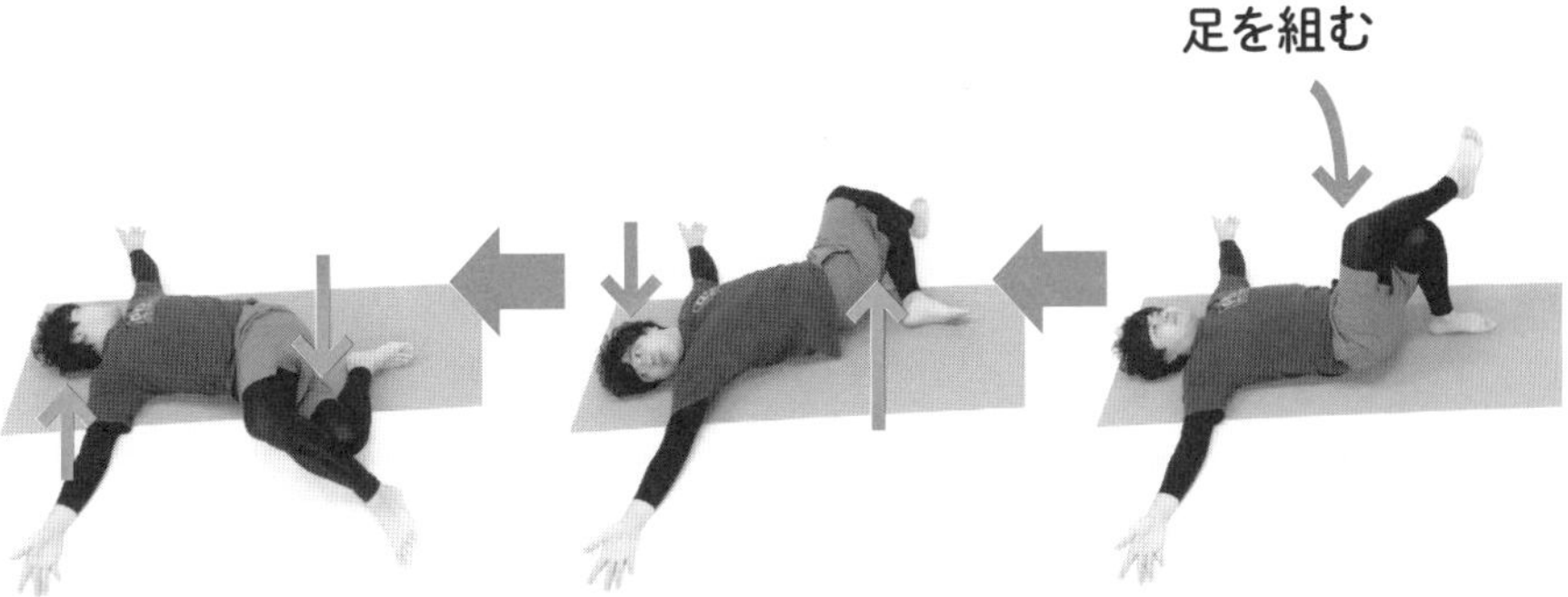

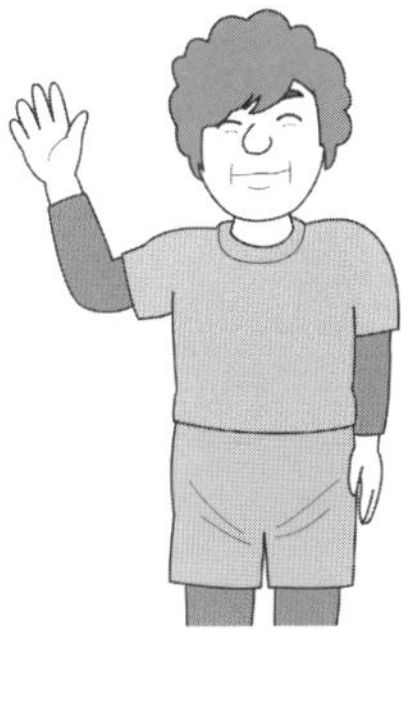

ポイント 足を組んだらしっかりと倒しましょう。腕が浮いてしまうとストレッチ効果が弱まってしまうので、腕は床につけたまま伸ばしましょう。

NG 足を組んだ方と反対側へ倒します。逆に倒すと体のひねりではなく、足のストレッチになってしまいます。

3-3

難易度	役立つ事柄	目安セット数	目標セット数
上級	姿勢	左右1回 15秒	回

体をひねる筋肉③

動画でチェック!

体をひねる運動の上級編は、体を横向きにした状態でストレッチを行います。腕の付け根もとても伸ばされるので、姿勢改善にとても良いストレッチです。

1 横を向いて、上の膝を床に下ろしましょう。膝が浮かないように下の手で押さえます。

2 大きく息を吐きながら、体をひねりましょう。顔も手と一緒の方向へ向けましょう。

3 反対も同様です。しっかりと伸ばしましょう。

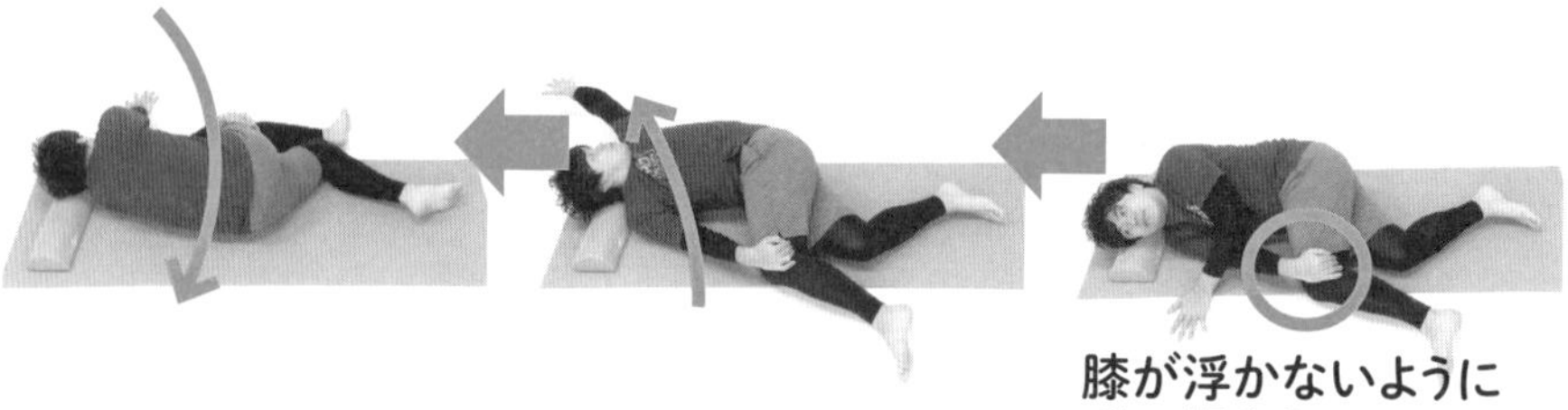

膝が浮かないように手で押さえる

NG ひねった時に、膝が浮いたり、顔が残ってしまうとストレッチ効果が弱まってしまうので注意して下さい。

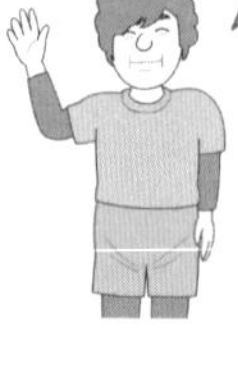

ポイント
体ごと横を向く
膝が浮かないように

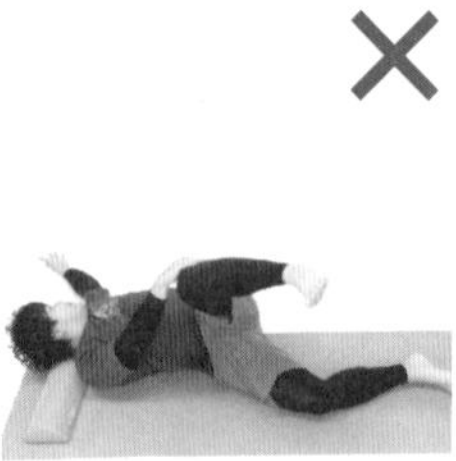

体ごと横を向いて、上の膝を床に下ろします。膝が浮かないように下の手で押しながら、体をひねります。胸の前から伸びるのを感じましょう。

3-4

難易度	役立つ事柄	目安セット数	目標セット数
初級	姿勢	1回 15秒	回

お腹の前の筋肉

動画でチェック！

猫背の姿勢が気になる方の多くは、お腹の前の筋肉が固くなっています。枕などを背中に下に置いて寝そべることでお腹の前が伸びます。

1 背中の下に枕やタオルを丸めたものを入れて、ゆっくりと寝そべります。

2 手と足はしっかりと伸ばしましょう。お腹の前が伸びているのを感じましょう。

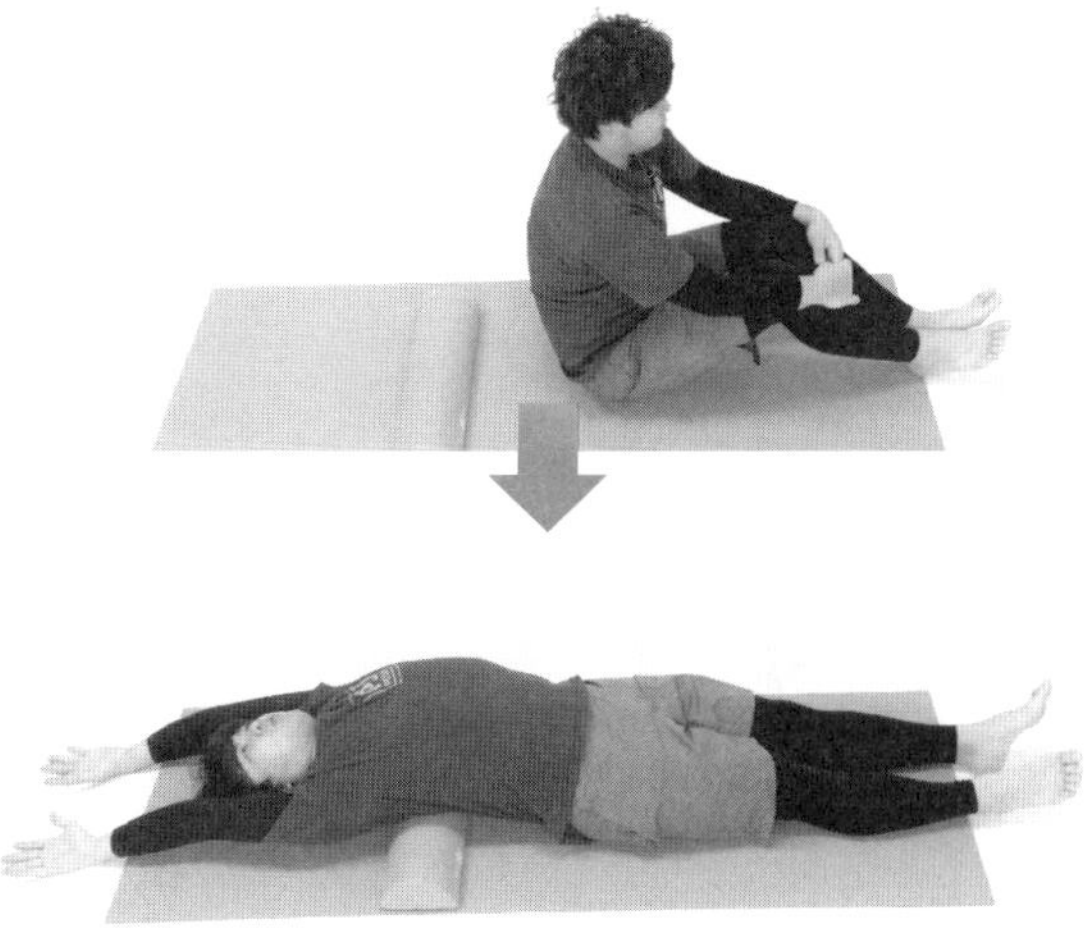

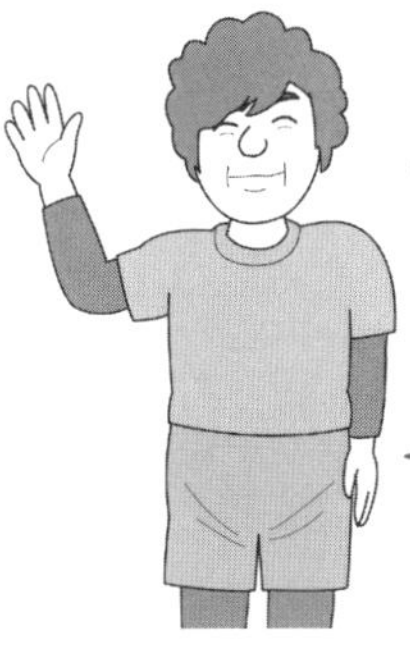

ポイント 背中の下に枕やタオルを丸めたものを入れて、ゆっくりと寝そべります。手と足はしっかりと伸ばしましょう。

NG 勢いよく体を倒し、床で背中を打ってしまったり、痛みを伴うほど体を伸ばさないよう注意して下さい。

3-5 体の横の筋肉

難易度	役立つ事柄	目安セット数	目標セット数
初級	姿勢	左右1回 15秒	回

動画でチェック！

体の横の筋肉が硬くなると猫背になったり、体が横へ傾きがちになるので、体の横の筋肉のストレッチで予防しましょう。

1 横向きになれるように座り、脇腹の下に枕やタオルを丸めたものを置きます。

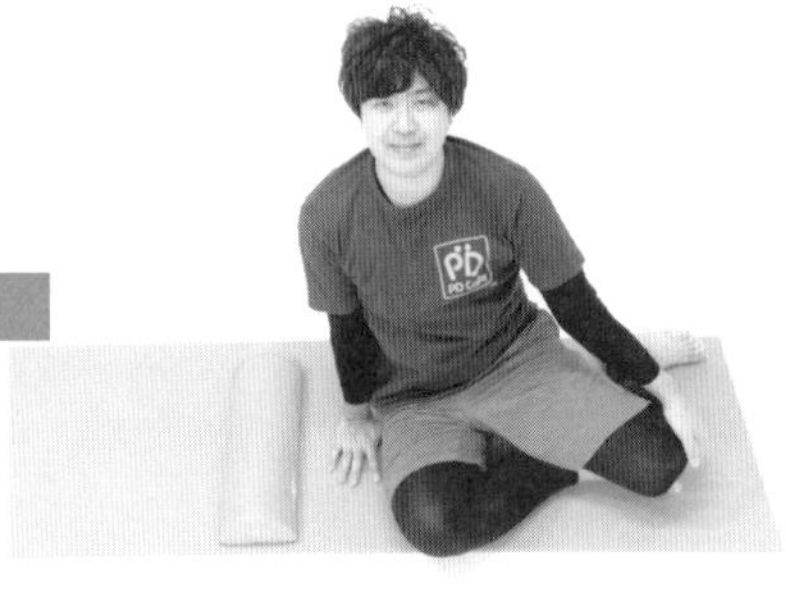

2 横になって、上の手足をしっかりと伸ばしましょう。横の筋肉が伸びているのをしっかりと感じましょう。

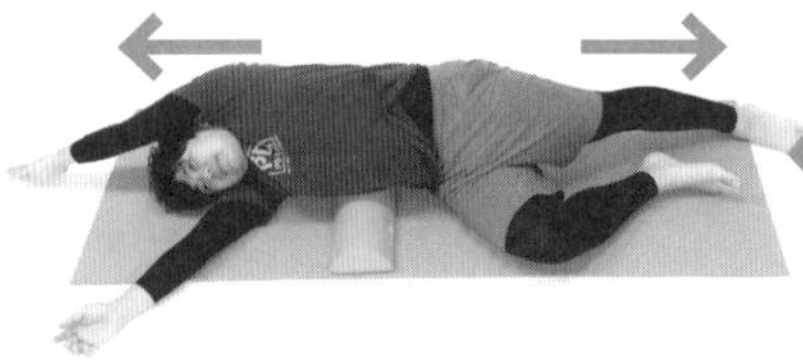

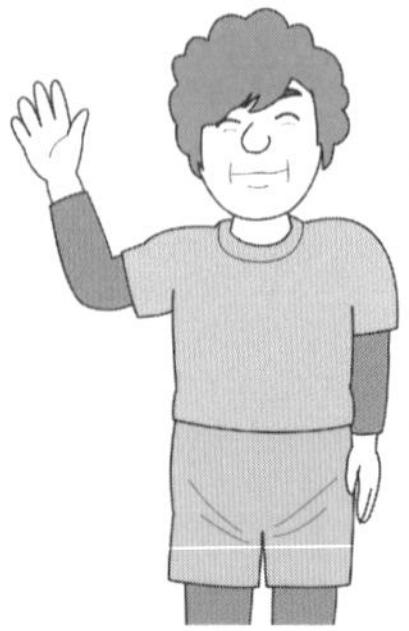

ポイント 伸ばしたい側の手足はしっかりと伸ばします。横向き90度の姿勢でストレッチするとしっかりと伸びます。

NG 横向きから体が倒れてしまうと、しっかりと伸びないので注意しましょう。

3-6

難易度	役立つ事柄	目安セット数	目標セット数
初級	姿勢	左右1回 15秒	回

お尻の筋肉

お尻の筋肉が硬くなると、靴下を履いたり爪を切ったりすることが苦手になります。特に男性の方が硬くなりやすい印象です。

動画でチェック!

1 膝裏をしっかりと両手で掴みます。

2 大きく息を吐きながらおへそにモモがつくほどしっかりと足を引き寄せましょう。

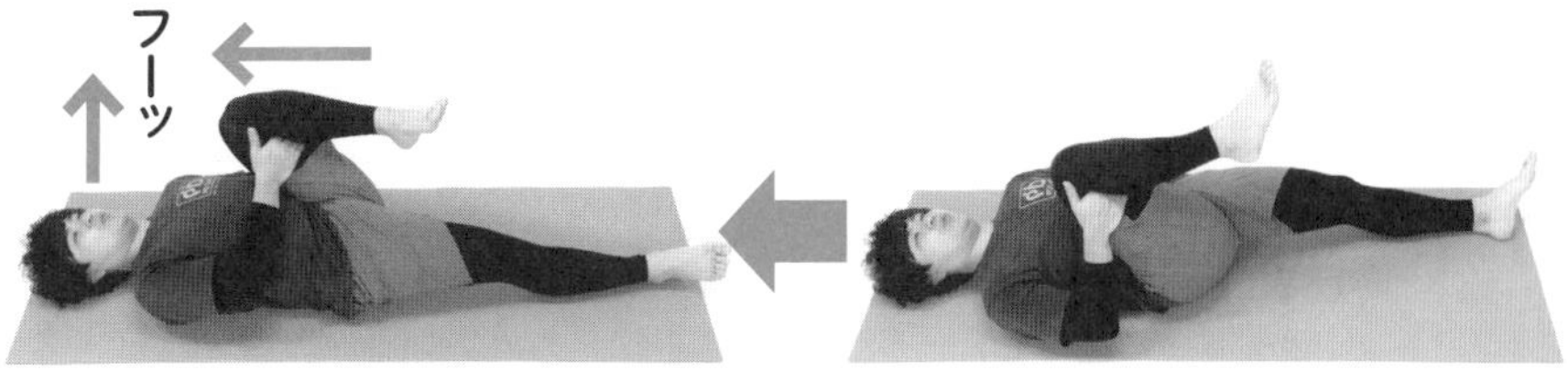

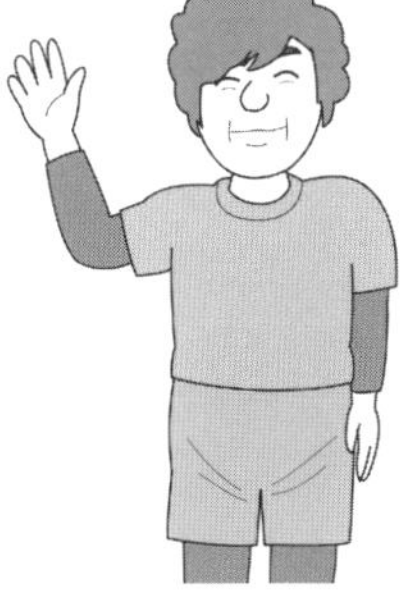

NG 膝自体をつかんだり、反対側の足が浮いてしまうと伸ばす効果が弱くなってしまうので注意しましょう。

3-7 股関節の付け根

難易度	役立つ事柄	目安セット数	目標セット数
中級	姿勢	左右1回 15秒	回

1 足を一歩前に出して、踏み出した足の膝上に手を置きましょう。

始まりの姿勢 膝立ちになり、しっかりと背筋を伸ばしましょう。

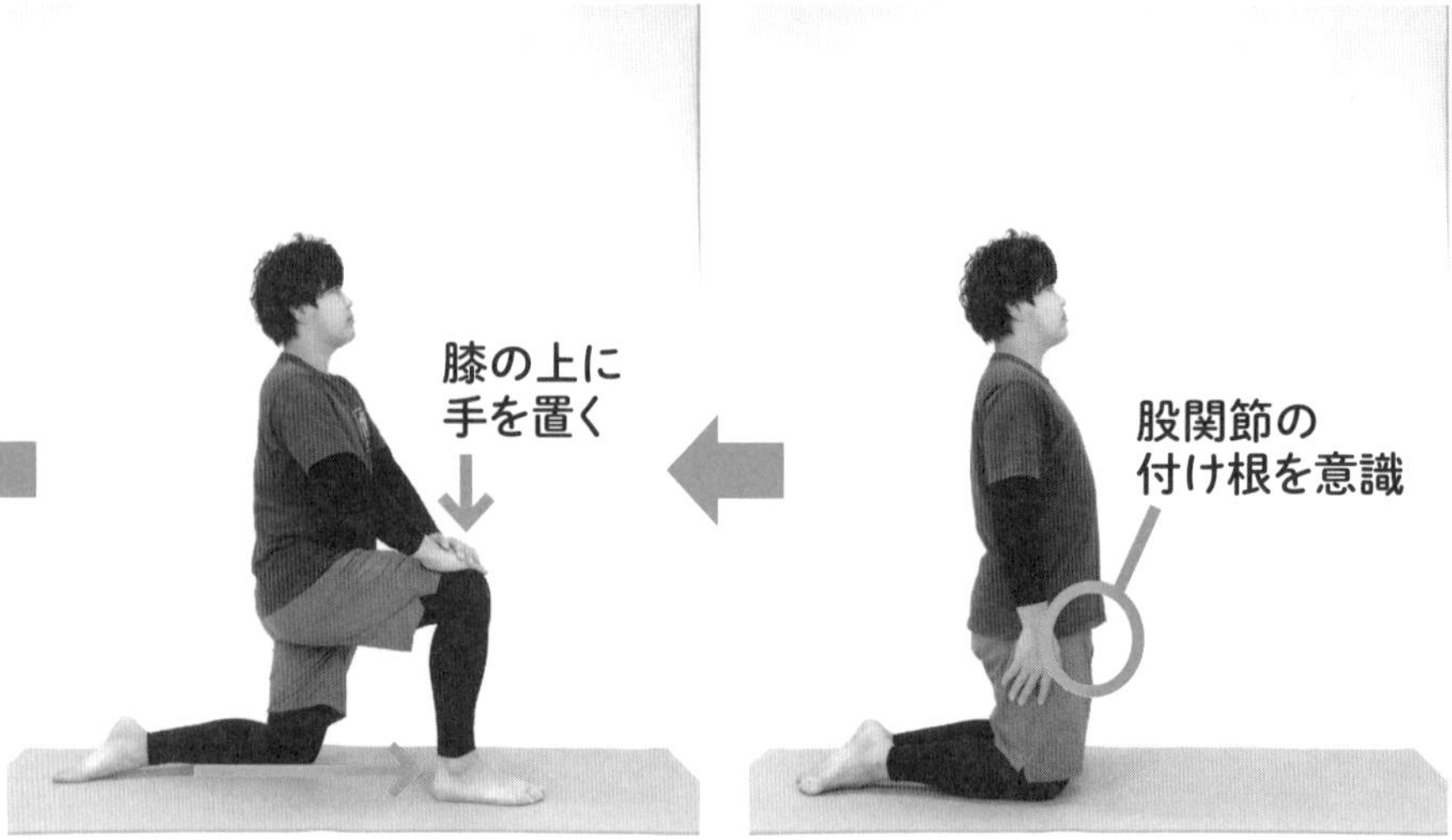

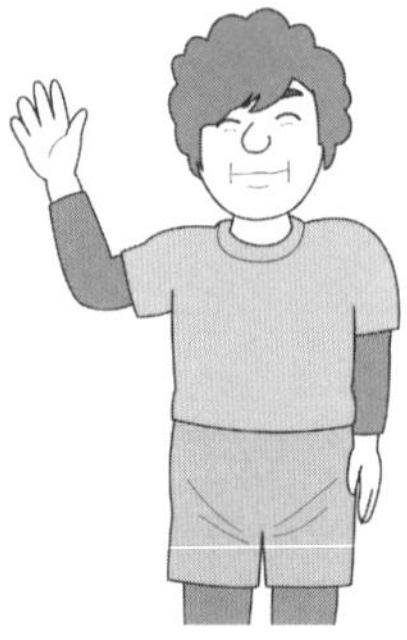

ポイント 膝立ちになり、足を一歩前に出します。体重をしっかりと前足にかけて踏み込むことで後ろの足の付け根が伸びます。

動画でチェック!

股関節の付け根の筋肉は硬くなりやすく、ここが硬くなると前かがみの姿勢になり、歩く時の推進力が落ちてしまいます。しっかりと伸ばしましょう。

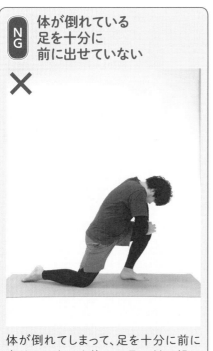

NG 体が倒れている
足を十分に
前に出せていない

×

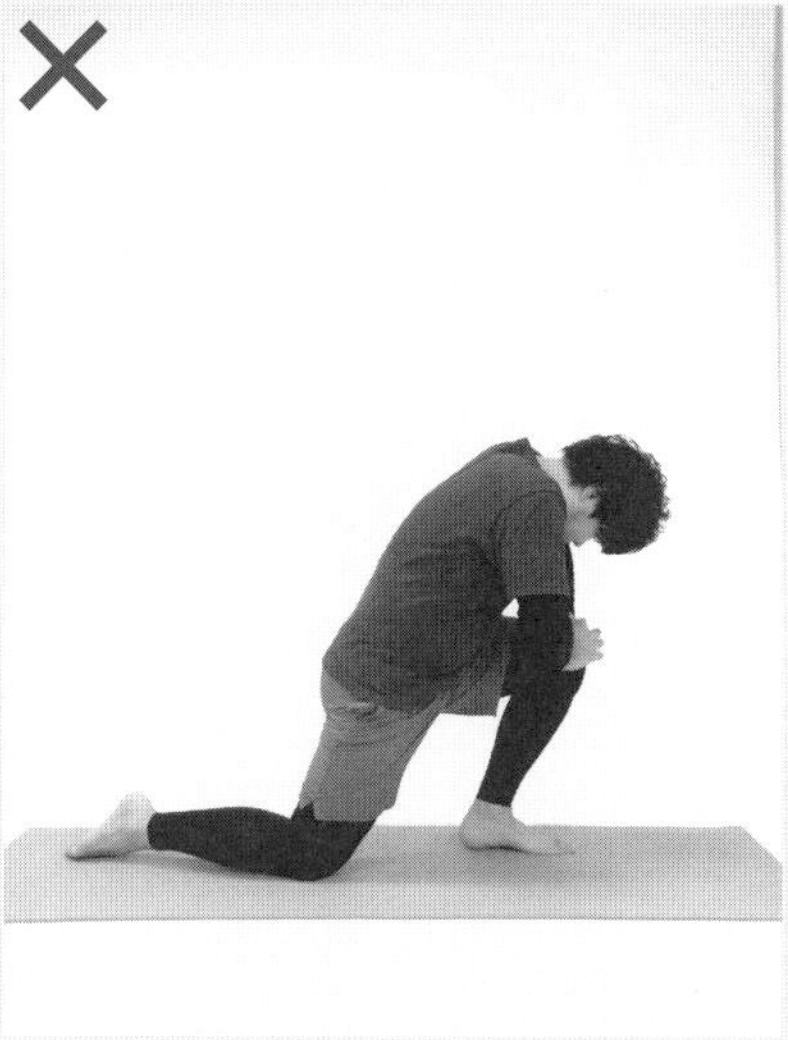

体が倒れてしまって、足を十分に前に出せていないと後ろの足の付け根は伸びません。

2 前に出した足に体重をゆっくりと乗せていきましょう。後ろの足の股関節の付け根がしっかりと伸びるのを感じて下さい。

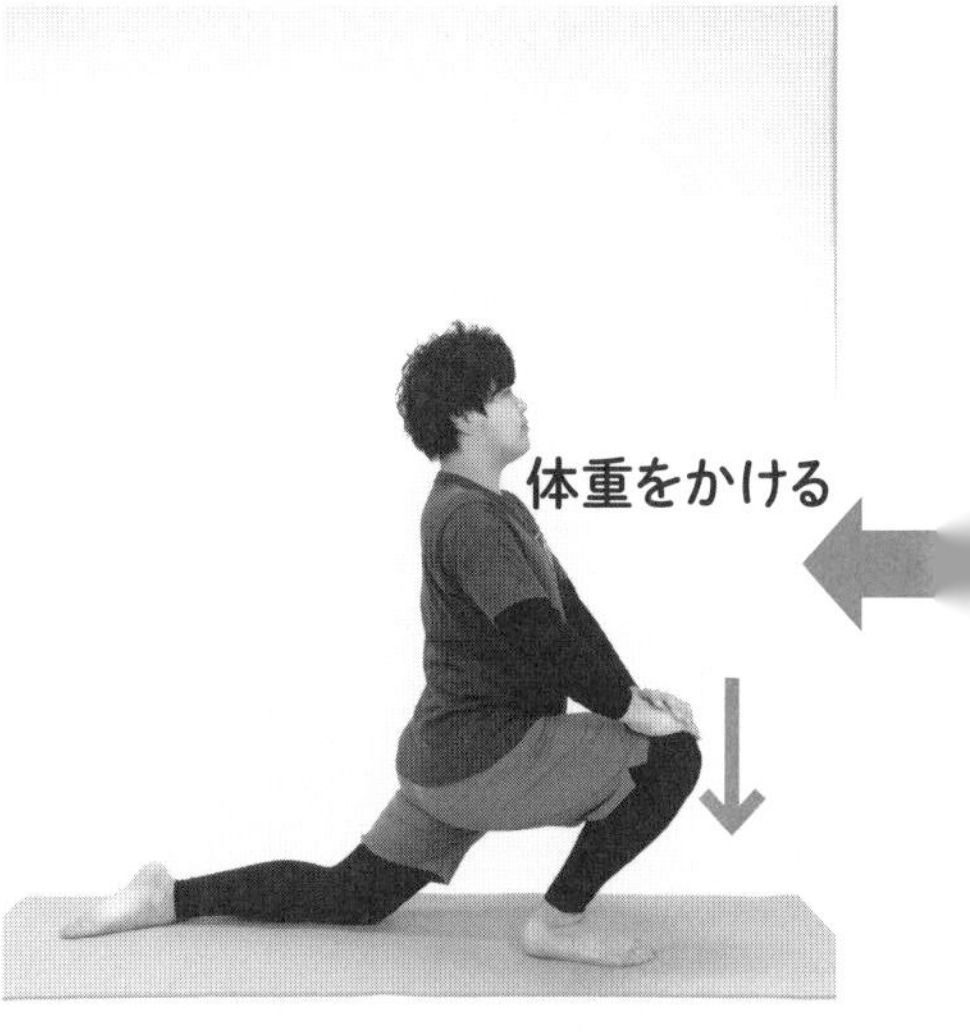

3-8

難易度	役立つ事柄	目安セット数	目標セット数
中級	姿勢	左右1回 15秒	回

うちももの筋肉

始まりの姿勢 背筋をしっかり伸ばして片膝をつき反対の足を伸ばします。

1 伸ばした方の足のつま先を目指して、ゆっくりと横へ倒れます。膝が曲がらないように注意しましょう。

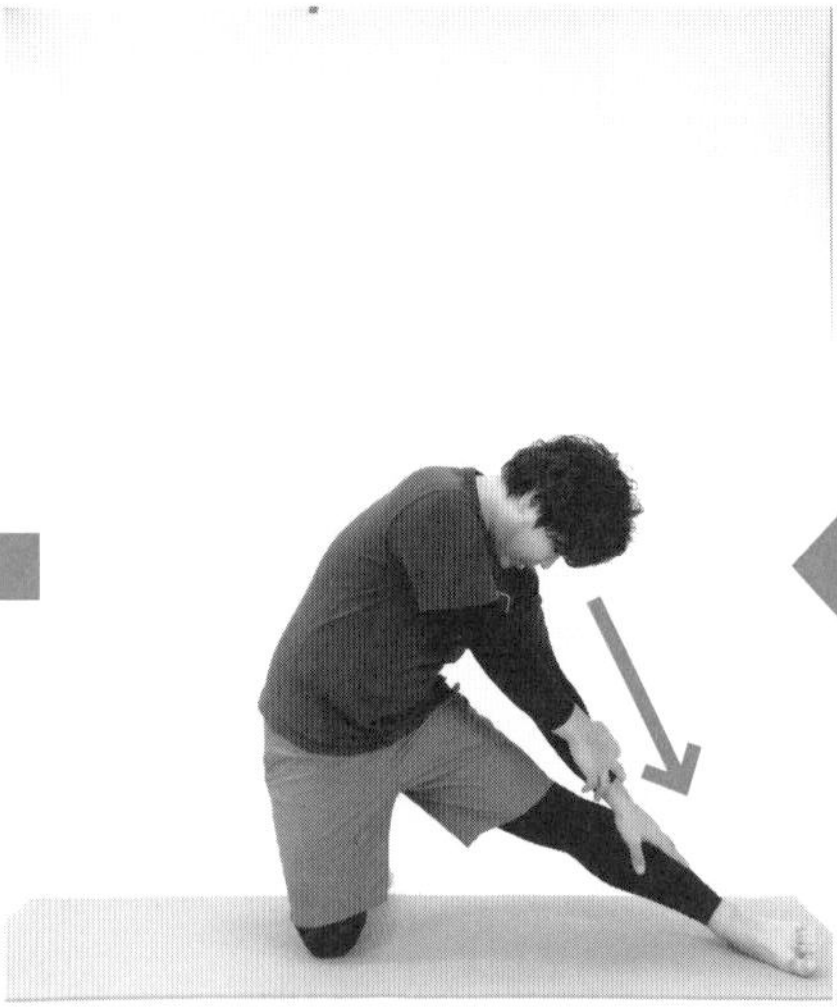

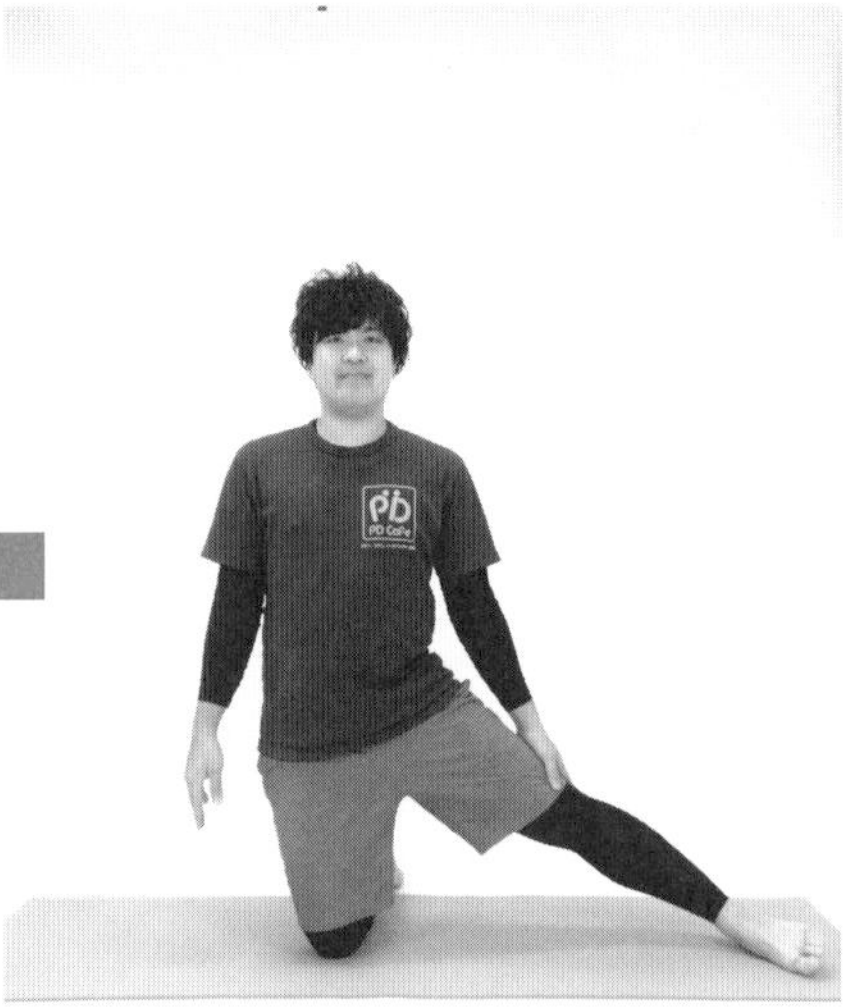

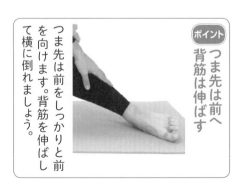

ポイント

つま先は前へ 背筋は伸ばす

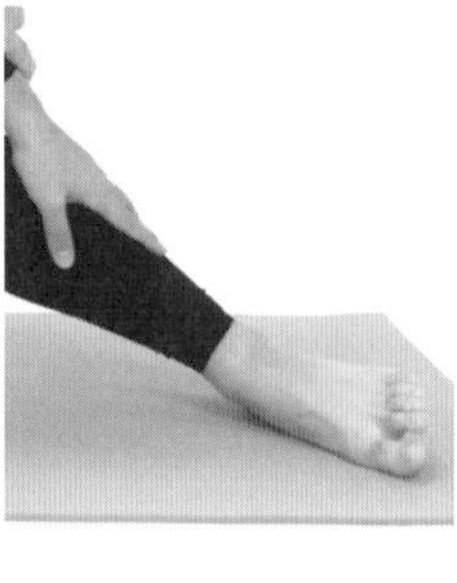

つま先は前をしっかりと前を向けます。背筋を伸ばして横に倒れましょう。

動画でチェック!

うちももの筋肉はとても大事で、座っている時や立っている時のバランスを保ってくれます。硬くなると姿勢も傾きやすいのでしっかりと伸ばしましょう。

2 反対側へ足を伸ばします。運動の切り替え時に背筋が丸まりやすいので注意しましょう。

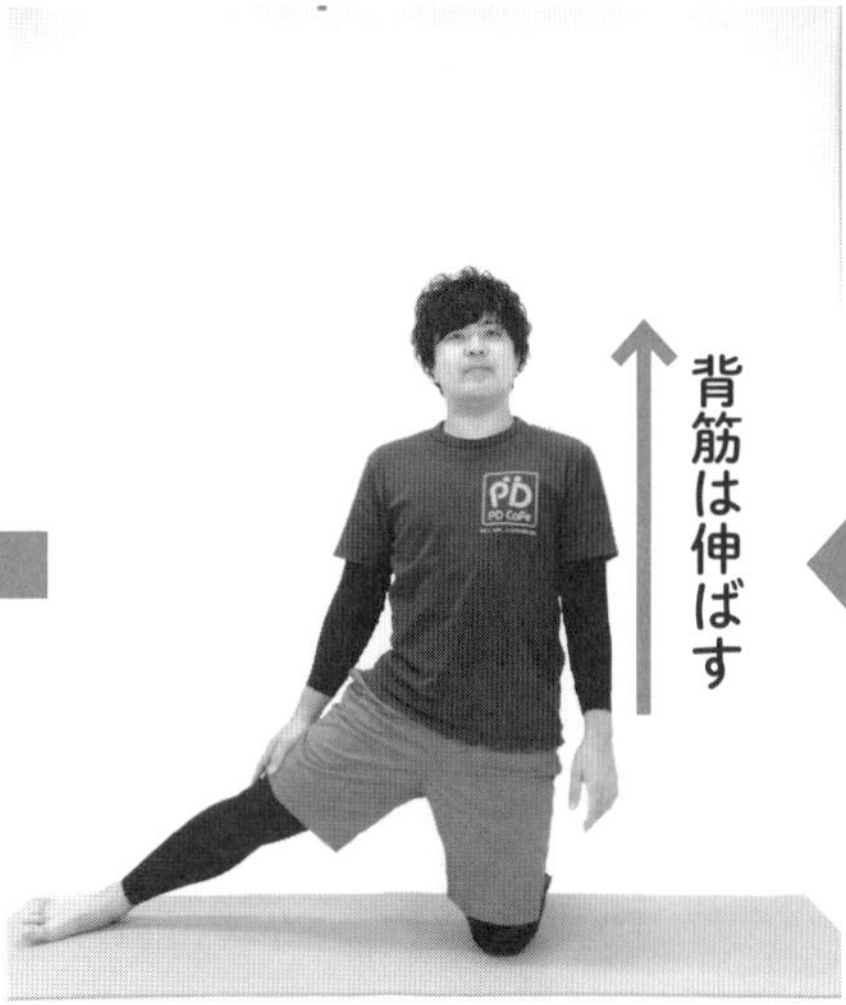

3 伸ばした方の足のつま先を目指しましょう。大きく息を吐きながら横へ倒れましょう。

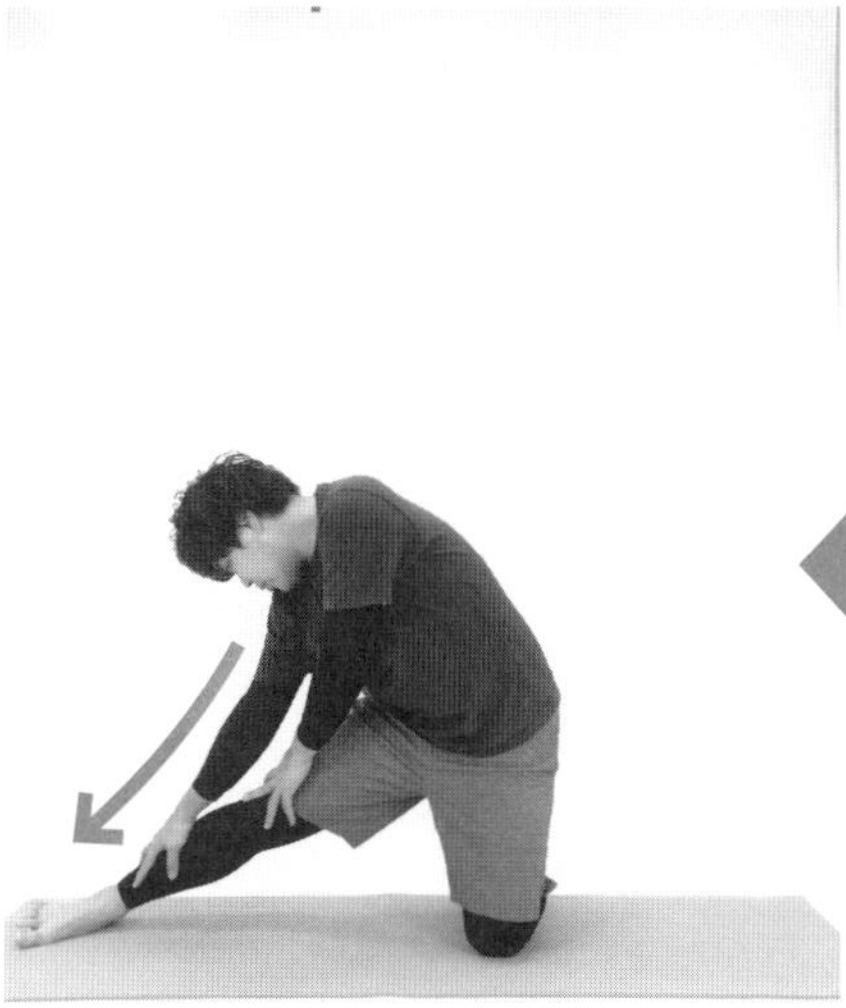

NG
猫背になる
つま先が上向き

×

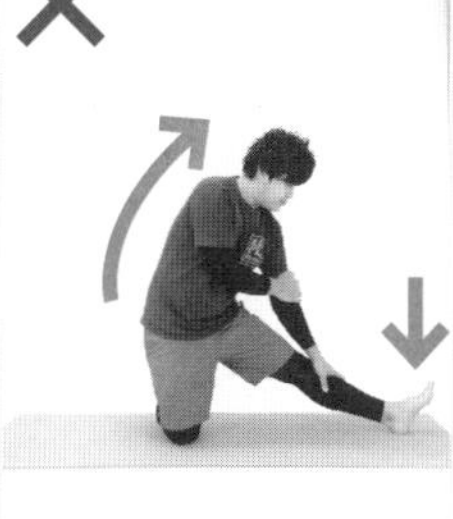

つま先が上を向いてしまうと、膝裏の筋肉のストレッチになり、全く別の運動をしていることになりますので注意して下さい。

体幹トレーニング

体幹とはその名の通り、体の幹です。細い木と太い木では揺らした時には細い木の方が先端まで揺れます。それと同じで、人間も体幹の筋肉が弱くなっているとバランスを崩しやすかったり、手足に力が入りにくかったり、動きにくかったりします。今回ご紹介する体幹トレーニングでは、お腹の奥にある腹横筋という筋肉を重点的にお伝えしています。

みなさんがよく知っているお腹を鍛える運動は、頭を上げ下げする運動かと思います。その運動では、お腹の表面である腹直筋が鍛えられますがお腹の奥の腹横筋はあまり鍛えられません。パーキンソン病の方々に大事なのは腹横筋を鍛えることです。

NASAの研究では、3週間寝たきり状態が続いた場合は約50%もの筋力が低下します。その筋力を戻すためには高負荷の筋力トレーニングが3ヶ月必要でした。落ちるのは簡単、戻すのは大変です。

最初は辛いと思うかもしれませんが、無理をせず初級から少しずつ行なって下さい。3ヶ月ほど続けていると少しずつ変化がみられるかもしれません。

今回は、腹横筋に加えて、お尻や背中の筋肉の運動も取り入れています。また、椅子と床とそれぞれ行なえる運動をご紹介していますので、ご自身の状態に合った運動を取り入れて下さい。

椅子で座って出来る体幹トレーニング

最初にご紹介するのは、椅子に座って出来る体幹トレーニングです。背もたれのある椅子で行なうのが理想的です。体幹トレーニングでは、しっかりとお腹に力を入れていなかったり、間違った方法で行なってしまうと、腰痛の原因にもなってしまうので注意しましょう。腰に負担を感じたら負荷を落とすか、回数を減らして下さい。

まずは、足上げでお腹に意識を向ける運動をして行きます。その次は手と足を使って斜めの筋肉が連動して動くように運動をします。日常的な動作ではこの斜めの動きがとても大事です。

歩行ではお腹の筋肉を使いながら手足を動かすことがとても重要です。最後の椅子での自転車漕ぎの運動はまさに歩行へ直結されるための運動になります。お腹に力が入っていないと足が疲れてしまうだけであまり効果的に運動が出来ていないので、しっかりと両足上げの運動が出来るようになってから挑戦しましょう。

4-1

難易度	役立つ事柄	目安セット数	目標セット数
初級	全て	10回	回

両足上げ①

パーキンソン病の方にとって特に重要な体幹の筋力トレーニングです。足の上げ下げが辛いと感じる方は少ない回数から始めて体を慣らしていきましょう。

動画でチェック!

始まりの姿勢 浅く腰かけて腕は前で組みます。

1 背もたれに寄りかかります。お腹に力を入れて足を高く上げましょう。

2 手を組んで行うのが難しい方は、椅子の座面を掴んでもOKです。

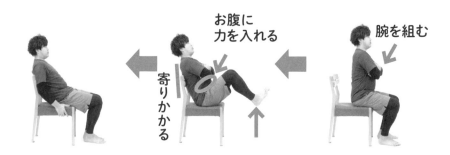

ポイント

椅子の座面を掴んでもOK

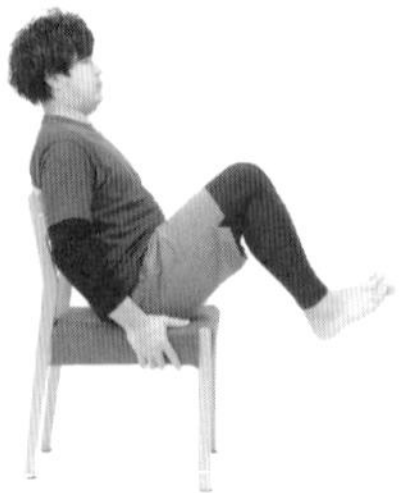

お腹に力が入っていないと腰と足に負担がかかるので痛みの原因になります。また、足が上がらないと体幹トレーニングではなくなってしまうため、椅子の座面を掴んでもいいので、しっかりと足を上げましょう。

4-2 両足上げ②

難易度	役立つ事柄	目安セット数	目標セット数
中級	全て	5回 10秒	回

両足の上げ下げの次は、両足を上げたままキープする運動です。両足を上げてキープしましょう。余裕が出て来たら足を少しずつ前に伸ばします。伸ばせば伸ばすほど大変になります。

動画でチェック!

1 足を上げたところでキープします。お腹がプルプルしていたらOKです。

2 きつい場合は椅子の座面を掴んでもいいのでしっかりとキープしましょう。

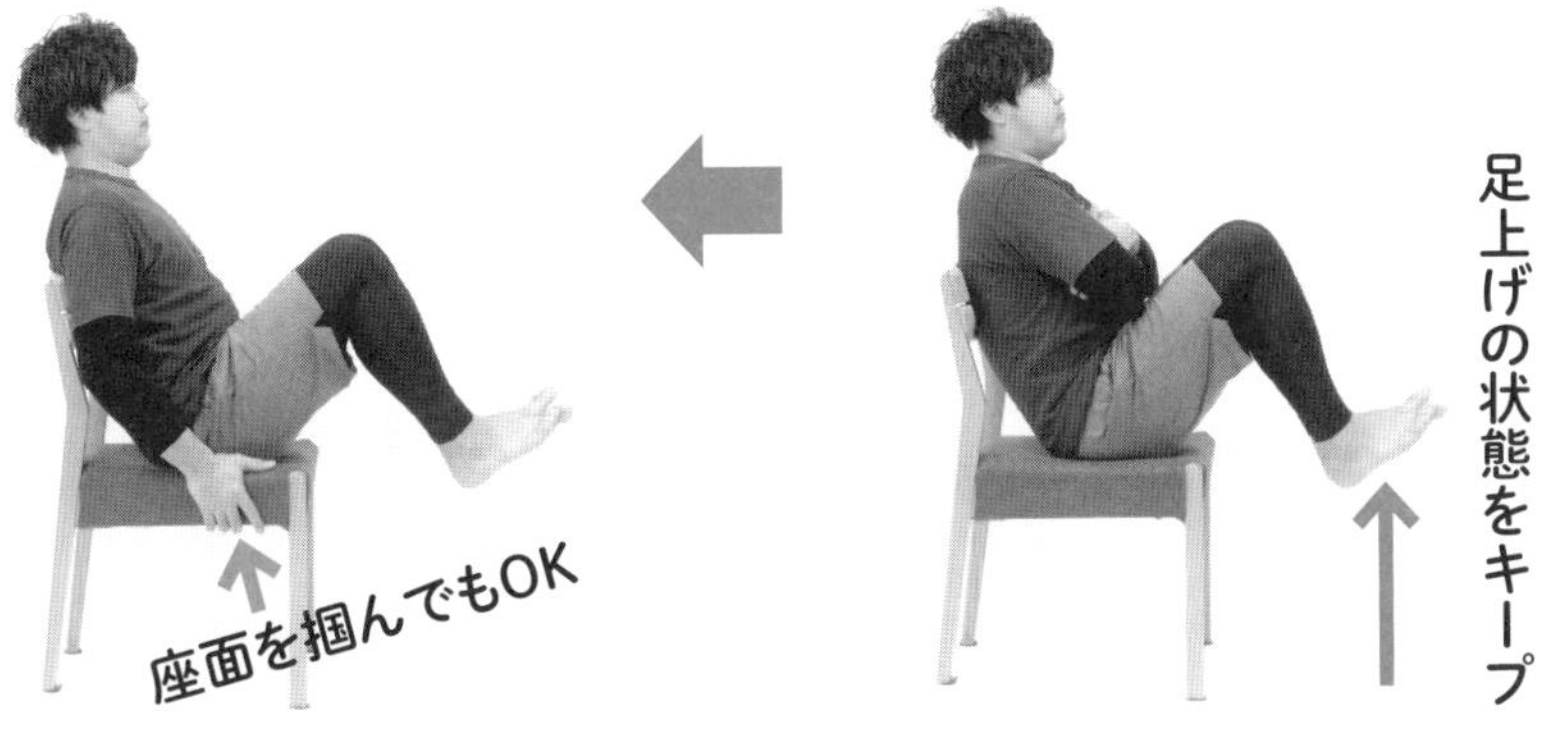

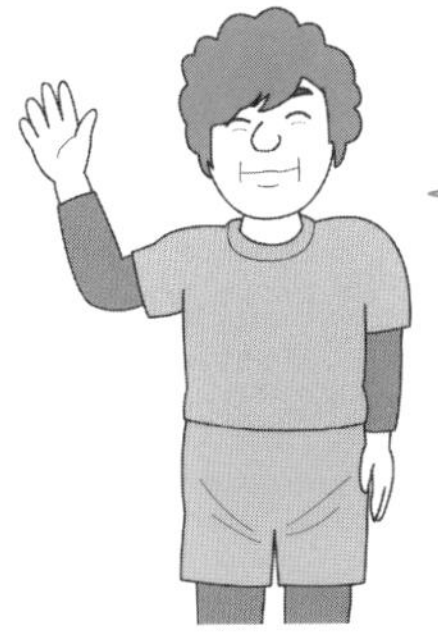

ポイント 足をそのままキープしていきます。お腹がプルプルしていたら、しっかりトレーニング出来ている証拠です。

4-3

難易度	役立つ事柄	目安セット数	目標セット数
上級	全て	10回	回

自転車こぎ

始まりの姿勢　背もたれに寄りかかって座ります。

1　お腹に力を入れて足を高く上げましょう。

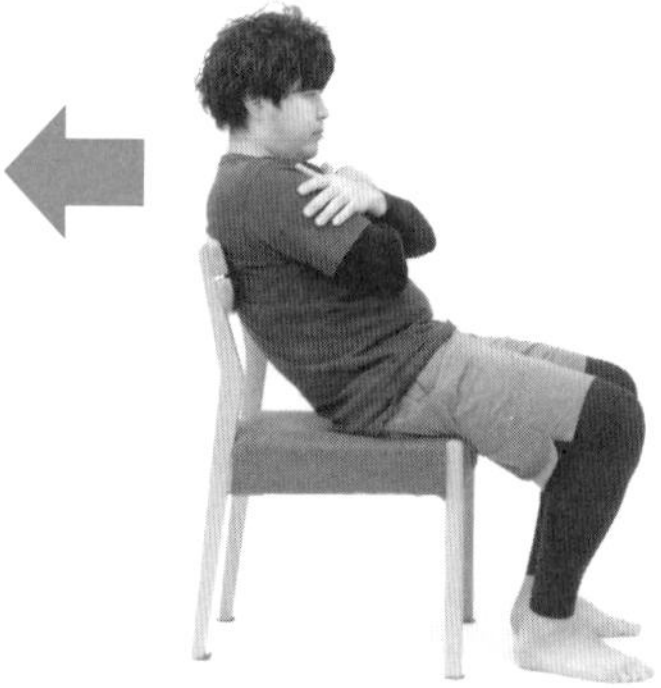

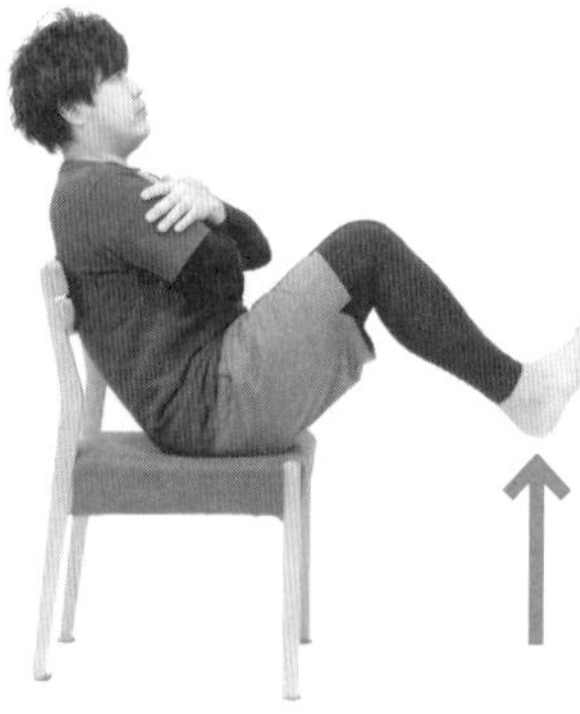

両足を上げる

ポイント

お腹にしっかりと力を入れる
ゆっくりと足を動かす

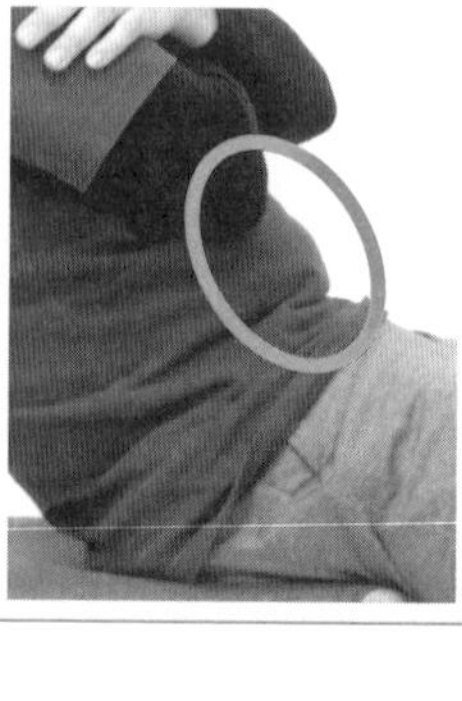

背もたれに寄りかかったらしっかりとお腹に力を入れます。足を高く持ち上げて、ゆっくりと片方ずつ足を動かしていきましょう。自転車を漕いでいるような感覚でトレーニングしていきます。

椅子で座って出来る体幹トレーニング

動画でチェック!

重要な体幹の筋力トレーニングの一つ。今回は、足を上げた状態から自転車漕ぎをしていきます。交互に行うことで歩きに直結する運動になります。

2 ゆっくりと足を伸ばしていきます。

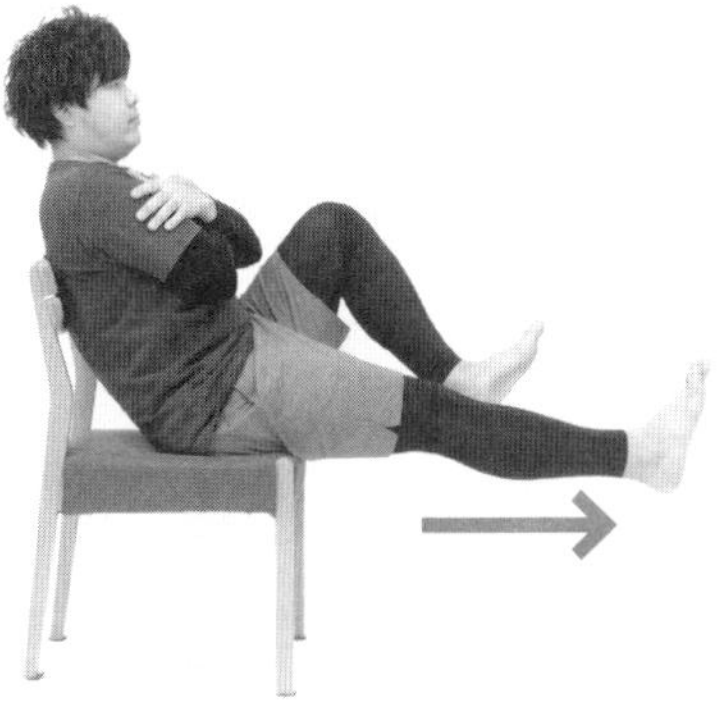

3 両足を交互に伸ばしたり曲げたりします。自転車を漕いでるかのように行いましょう。

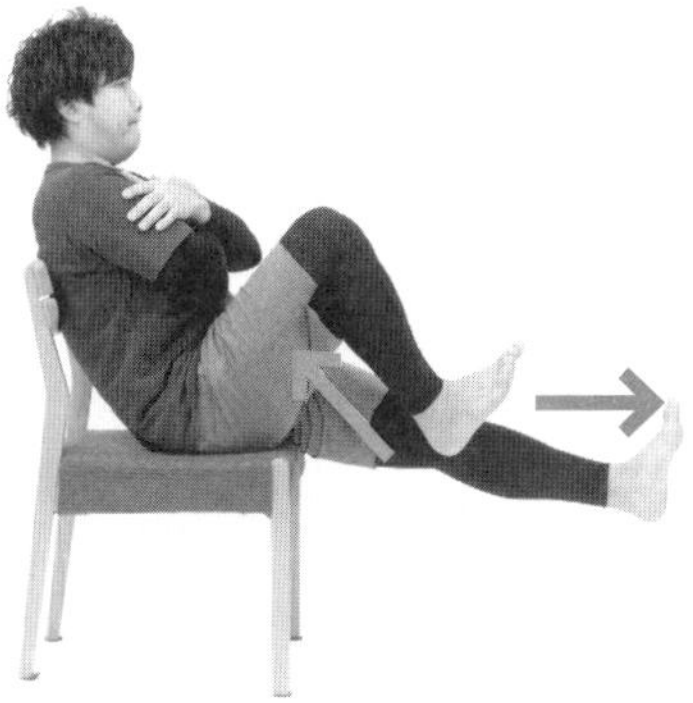

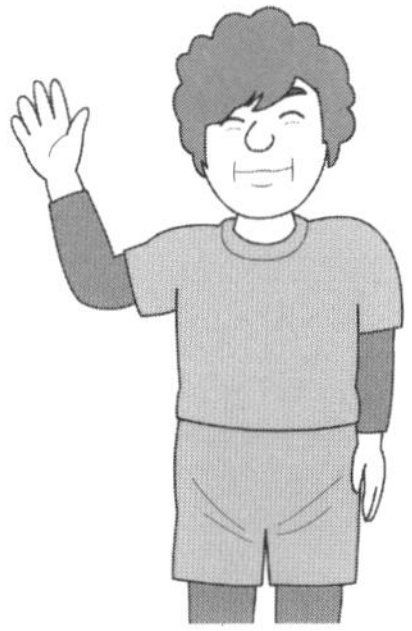

NG 素早く、そして小さく動かしてしまうと効果は弱まってしまうので大きくゆっくりと動かしましょう。

4-4 肘・膝の体幹

難易度	役立つ事柄	目安セット数	目標セット数
上級	全て	10回	回

1 斜めのラインで肘と膝をしっかりとくっつけましょう。連続で同じ方向を行います。

始まりの姿勢 背筋を伸ばして座り、片手を斜め上に伸ばします。

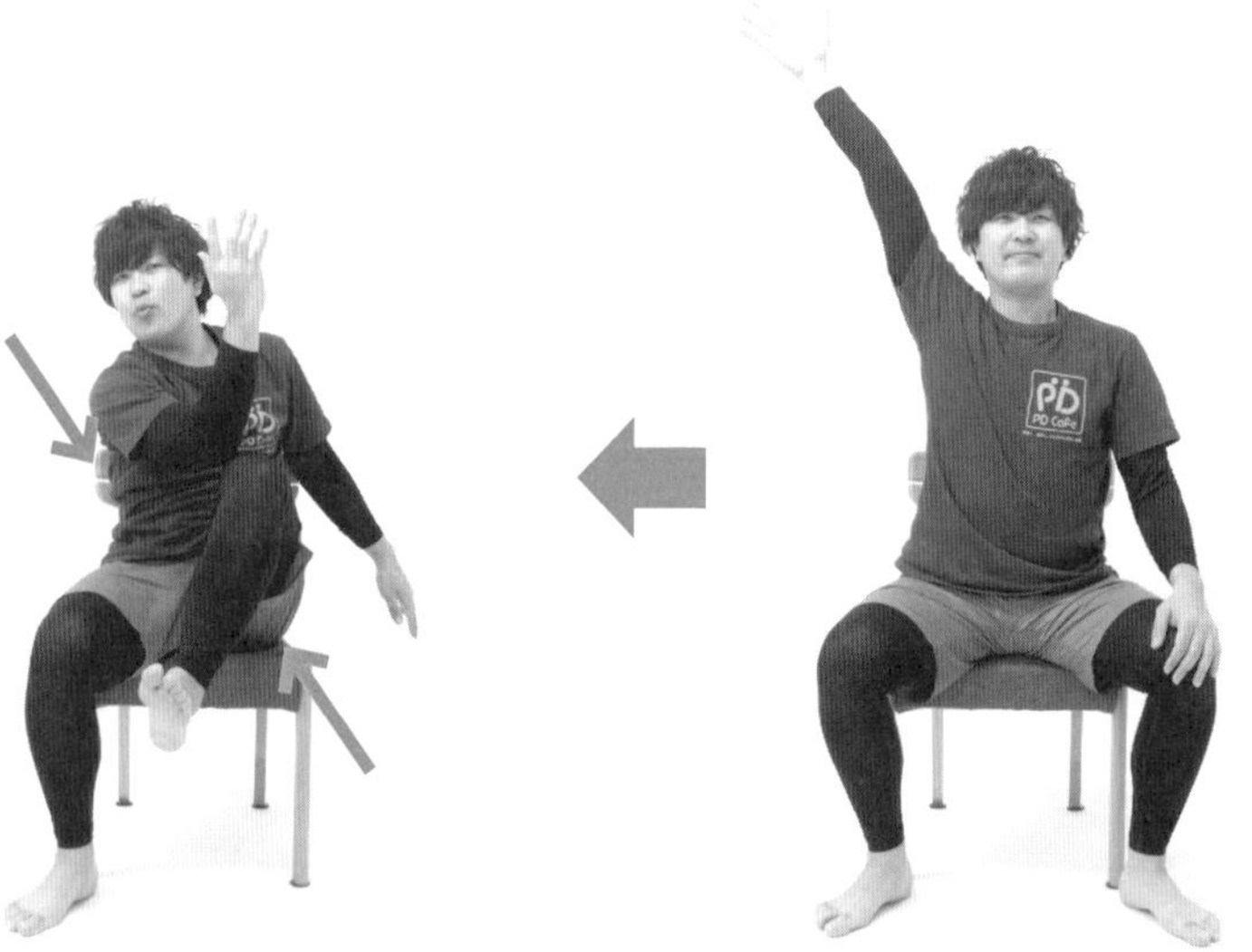

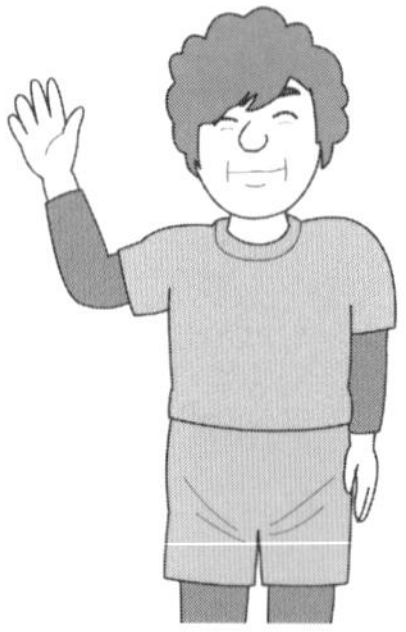

ポイント 肘と膝をしっかりとくっつけましょう。ただし、そのことだけを意識していると体幹は鍛えられないので、しっかりとお腹に力を入れましょう。

椅子で座って出来る体幹トレーニング

動画でチェック!

体幹の筋力が弱くなると猫背になったり、歩く時の踏み込みが弱くなったりしがちです。まずは膝と肘をしっかりくっつけて体幹の斜めの筋肉を鍛えましょう。

2 反対側も同様です。1回1回手をしっかりと上にあげましょう。

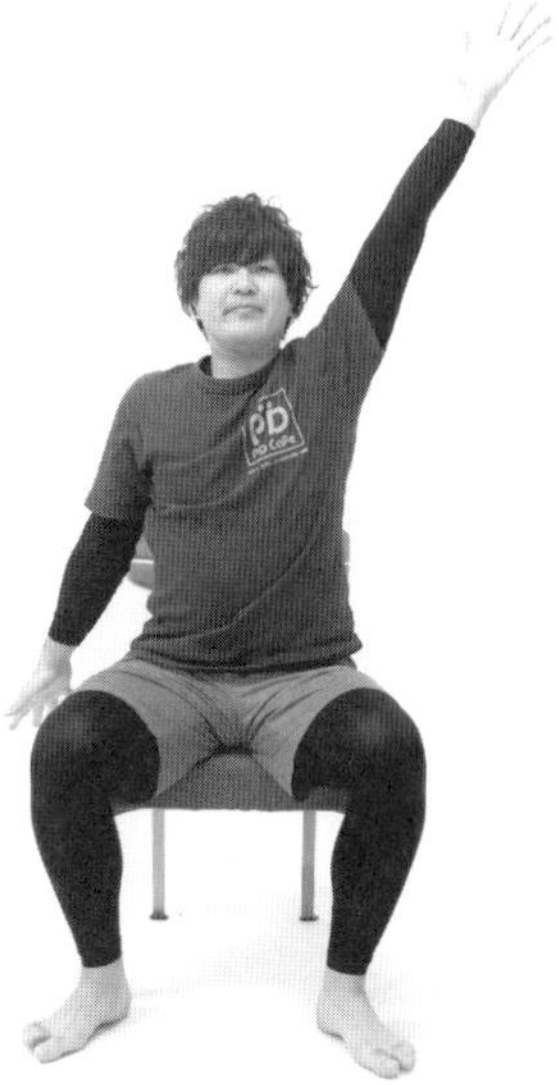

3 肘と膝をしっかりとくっつけましょう。体をひねるイメージです。

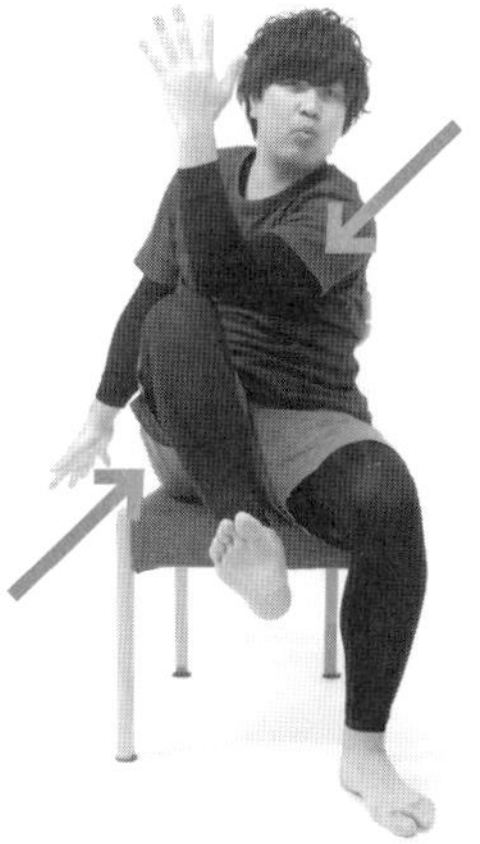

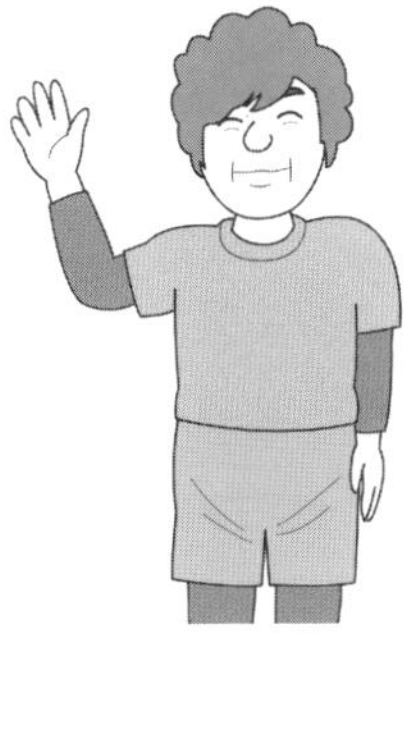

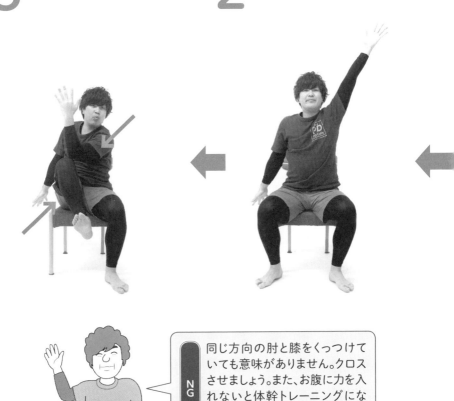

NG 同じ方向の肘と膝をくっつけていても意味がありません。クロスさせましょう。また、お腹に力を入れないと体幹トレーニングにならないのでしっかりとお腹に力を入れましょう。

床で出来る体幹トレーニング

　床で出来る体幹トレーニングでは、椅子に座って出来る体幹トレーニングよりも負荷が強い運動をピックアップしました。ただし、お腹の力がどのように使われるのかの感覚が掴めない方に関しては足上げ運動の最初の段階である「背中に隙間がないか確認」というところを徹底的に行ないましょう。背中の隙間に丸めたタオルを入れて、それを押しつぶす練習をするとお腹に力が入る感覚が分かってくる方が多いのでぜひ行なってください。ご自身の負荷量の目安は、足を上げた時に背中の隙間がない程度の足の位置です。足を前に伸ばした時に隙間が空いていたり、自転車漕ぎの際に隙間が空いていると負荷が強い証拠なので注意しましょう。負荷量が強すぎてしまうと腰痛の原因になるので確認しながら行ないましょう。

　床でのトレーニングでは、お尻上げと四つ這いでの手足運動を取り入れました。お尻上げ運動はその名の通り、お尻の筋肉を鍛えます。四つ這いでの手足運動は、背中の筋肉を鍛えます。

　パーキンソン病の特徴として、背中側の筋肉が弱りやすいとも言われています。お尻の筋肉が弱ってしまうと、姿勢を保ちにくくなり結果的に丸まった姿勢になります。そして、お尻の筋肉が弱くなってしまうと歩行の際に足を後ろに引くことが難しくなってしまい、歩きの推進力が落ちてしまいます。それだけお尻の筋肉は重要になります。そして、背中の筋肉が弱くなってしまうと姿勢を保つことが大変になってくるので姿勢が丸まってしまいます。このようにパーキンソン病の特徴として弱りやすい筋肉の傾向があります。診断された直後からこれらの筋肉を鍛えておくことで、進行予防をしましょう。

5-1 足上げ

難易度	役立つ事柄	目安セット数	目標セット数
中級	全て	5回 10秒	回

動画でチェック!

床に寝て行なえる運動です。みなさんが知っている腹筋運動はお腹の前面を表面的に鍛えるもの。体幹を強くするためには足を上げてお腹の奥底を鍛える必要があります。

始まりの姿勢 腕を組んで、お腹に力を入れます。背中に隙間がないか確認しましょう。

1 股関節と膝を90度にして、そのままキープします。お腹がプルプルするくらいになるとOKです。

2 余裕が出てきたら、足を少しずつ伸ばしてみましょう。床すれすれまで伸ばせたら筋力がついています。

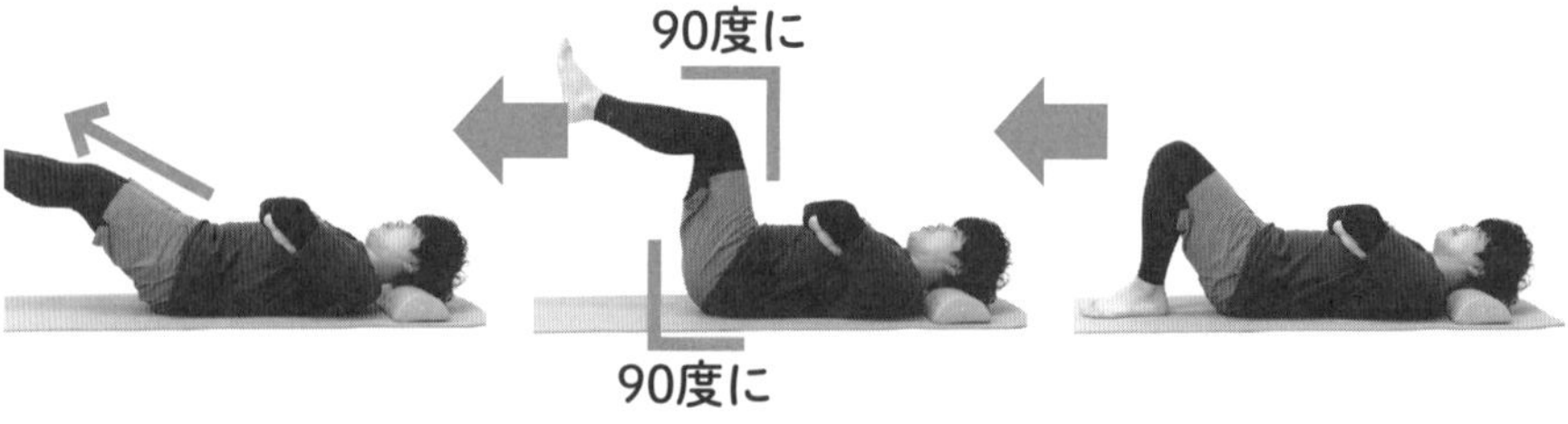

NG 背中と床に隙間が空く 股関節が90度以上曲がってしまう

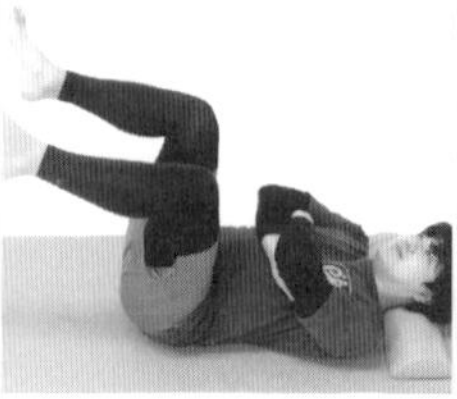

背中と床に隙間が空いていると、腰痛の原因になってしまうので注意しましょう。また、股関節が曲がりすぎても効果がないので気をつけましょう。

5-2

難易度	役立つ事柄	目安セット数	目標セット数
上級	全て	10回	回

自転車こぎ

動画でチェック！

様々な動作を安定させるためには体幹の筋肉に力が入りつつ手足を動かす必要があります。この運動では、体幹に力をしっかり入れて足を動かすことで歩きなど様々な動作を安定させるために行います。

1 お腹に力を入れながら足をあげます。声を出してハッハッハと笑ってみると力が入ります。

2 1、2、3と大きくお腹から声を出しながら足を曲げ伸ばしすると力が入りやすいです。

3 最初は小さくてもいいので、慣れてきたら大きく足を伸ばしましょう。

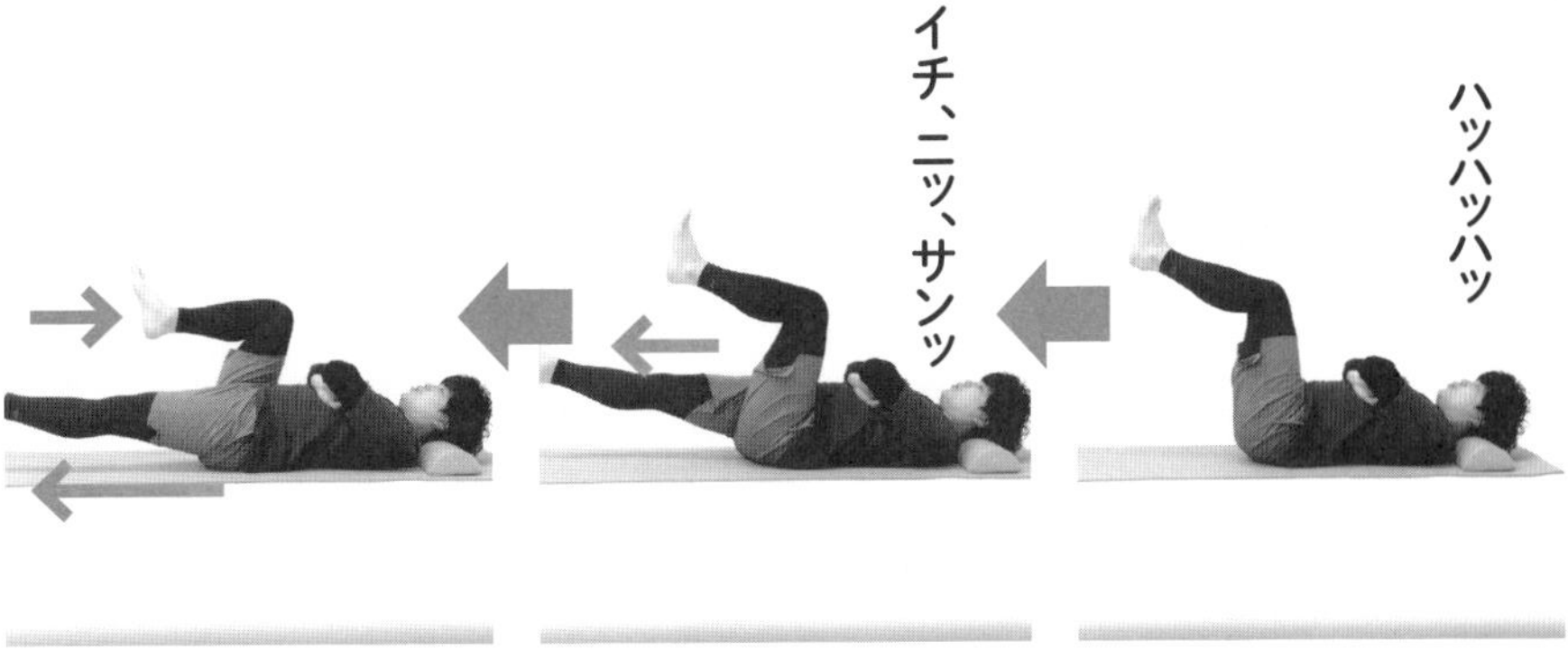

NG

素早く小さく背中と床に隙間が空く

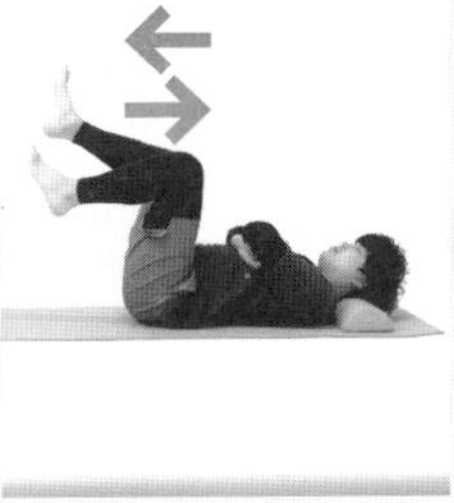

足上げの時のNGの他に、膝の先だけを動かしている方も見られるので、股関節からしっかりと動かしていきましょう。

5-3

難易度	役立つ事柄	目安セット数	目標セット数
上級	全て	左右 5回ずつ	回

足倒し

1 両手を広げて上半身を固定します。股関節、膝を90度にしたまま足を倒しましょう。

始まりの姿勢 両手を広げて固定し、両足を椅子の上に置きます。

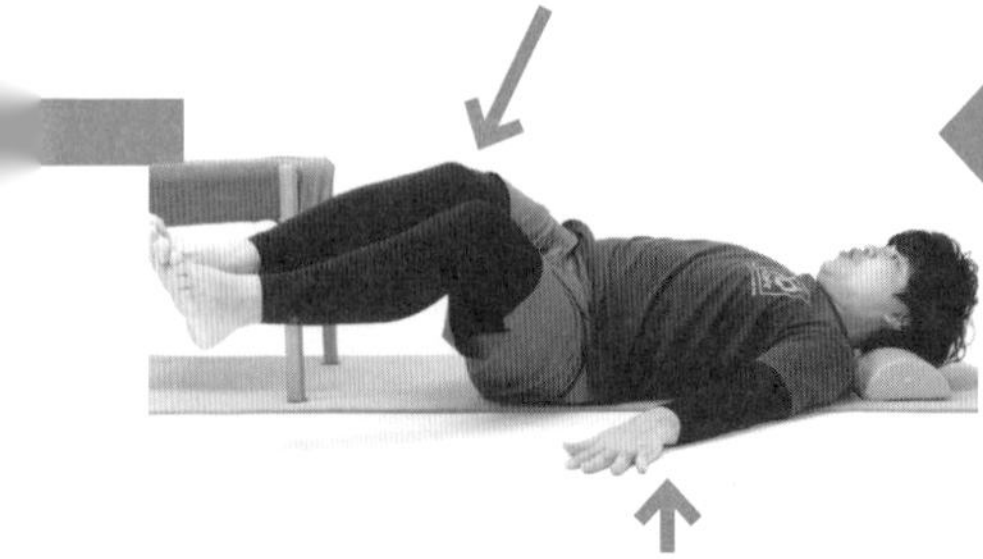

両手で上半身を固定

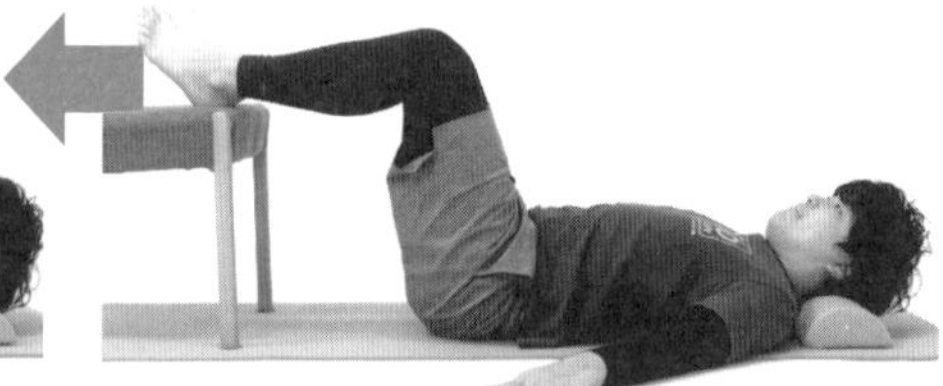

ポイント

お腹にしっかりと力を入れる足を高く上げる

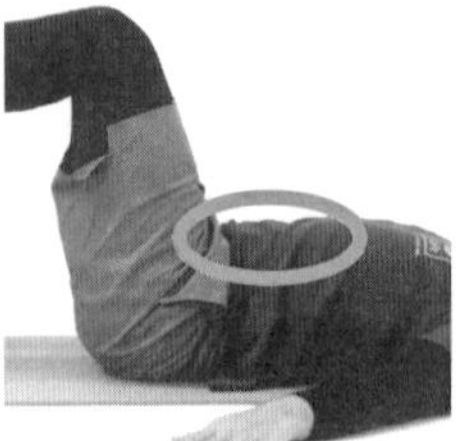

お腹に力をしっかりと入れて、背中と床の隙間がないかを確認しましょう。足を高く上げて、左右にゆっくり大きく揺らします。かなり大変な運動なので無理をしないで下さい。

動画でチェック!

かなり上級者向けなので、足上げや自転車漕ぎが慣れてきたら始めましょう。上半身は手を広げて固定して、足を左右に振ることで体幹を鍛えていきます。

2 ゆっくりと戻して真上でキープします。

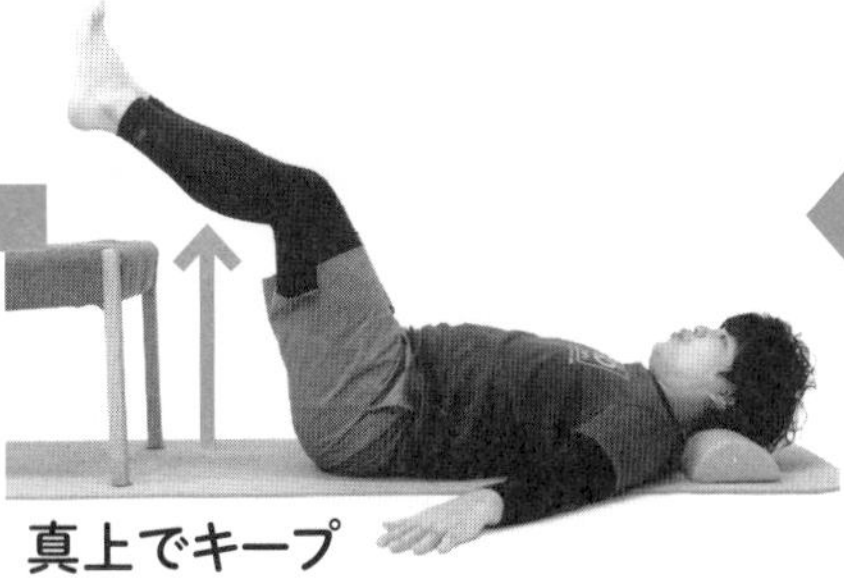

3 反対側へ大きくゆっくり足を倒しましょう。その繰り返しです。

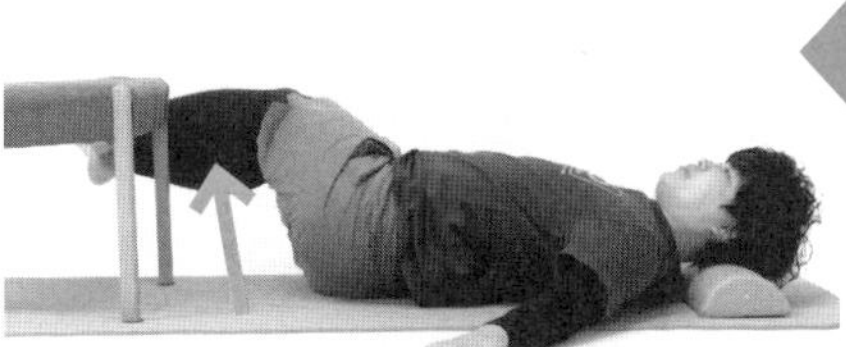

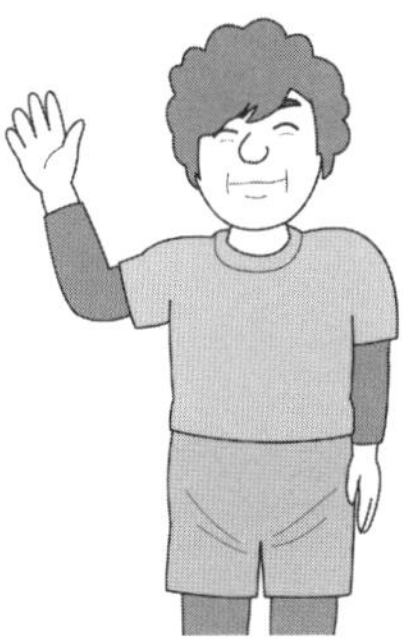

NG 深く倒しすぎて、体も付いて行ってしまうと体幹のトレーニングにはならないので注意しましょう。素早く反動を使って左右へ倒しても意味がないので注意しましょう。

難易度	役立つ事柄	目安セット数	目標セット数
中級	全て	左右5回ずつ	回

5-4 手・膝トレーニング

手で膝の外側を触るトレーニングです。斜めの筋肉がしっかりと使えるようになり、歩きや寝返りに直結する運動と言えます。

動画でチェック!

始まりの姿勢 右手を伸ばし、左膝を立てます。

1 伸ばしていた右手で左膝の外側をタッチします。これを繰り返します。

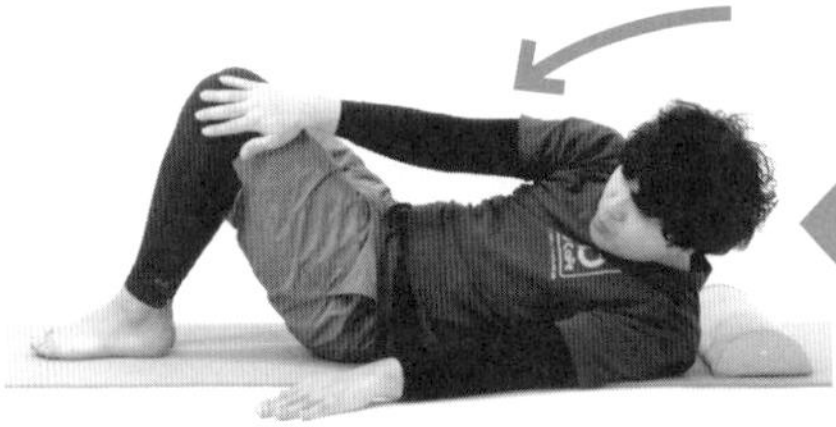

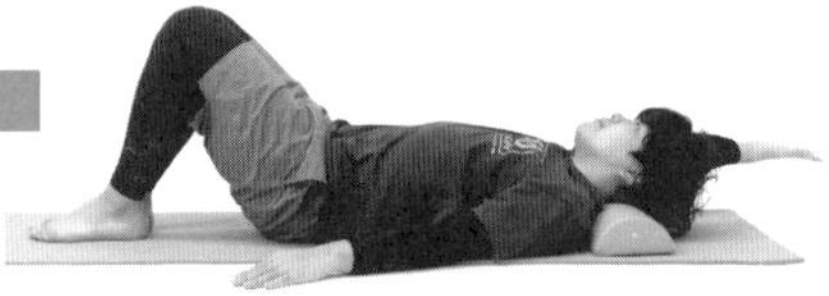

2 次は反対側です。左手を伸ばし、右膝を立てます。

3 左手で右膝の外側をしっかりとタッチしましょう。

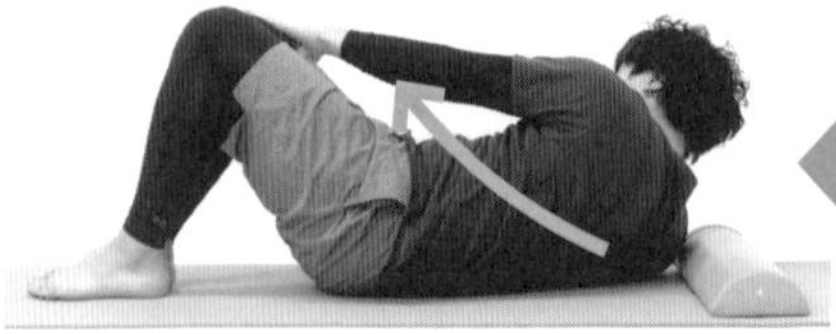

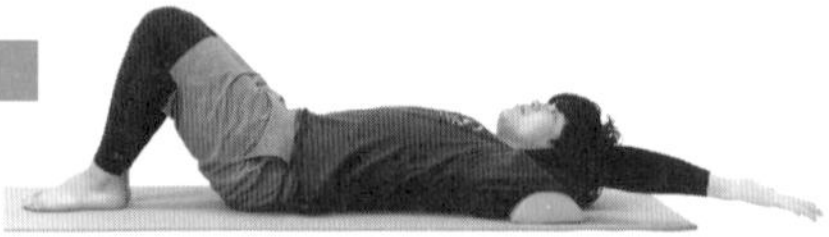

NG 手だけが膝に近づけても体幹トレーニングにはなりません。体をぐいっと斜めに浮かせましょう。出来るだけ遠くへタッチします。

5-5

難易度	役立つ事柄	目安セット数	目標セット数
上級	全て	左右 5回ずつ	回

肘・膝トレーニング

上級編なので難しかったら足上げに戻りましょう。このトレーニングを繰り返すと歩きや寝返りに必要な筋肉が鍛えられますがかなり負荷が大きいので無理は禁物です。

動画でチェック！

始まりの姿勢 片方手を伸ばして、片方の膝を立てます。

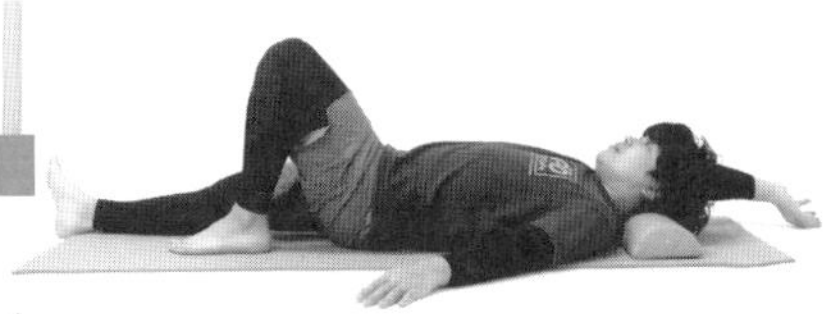

1 肘と膝をくっつけましょう。これを繰り返します。

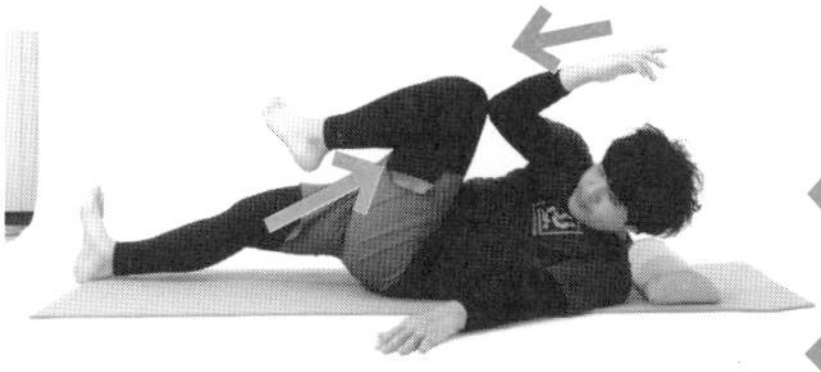

2 次は反対側です。さっきと反対側の手を万歳して、膝を立てます。

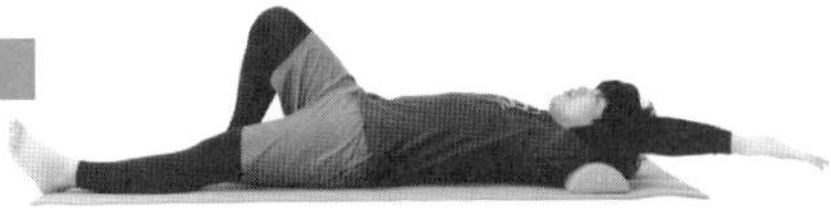

3 しっかりと肘と膝をくっつけて行きましょう。

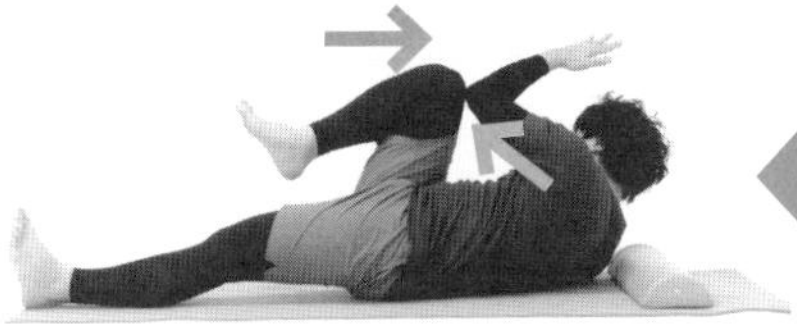

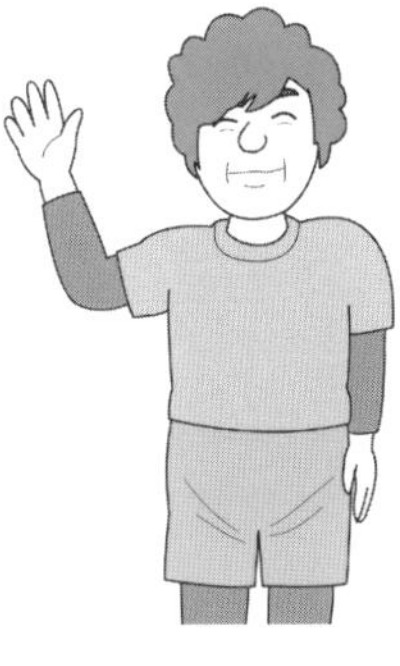

ポイント 肘と膝をくっつけるので筋力がある程度必要です。手・膝トレーニングに余裕が出てきたら行いましょう。この運動が出来たら体幹上級者！　自信を持ちましょう。

5-6

難易度	役立つ事柄	目安セット数	目標セット数
初級	姿勢	10回 5秒	回

お尻上げ

お尻の筋肉が弱くなると、猫背の原因になったり、歩く時に足を後ろに引くのが大変になり、前への推進力が弱くなります。しっかりと予防しましょう。

動画でチェック!

1 手をハの字に広げます。そして、つま先を上げましょう。

2 ゆっくりとお尻を上げましょう。お尻の穴をキュッと閉じるイメージです。しっかり上げたらそこでキープしましょう。下ろすときはゆっくりおろしましょう。

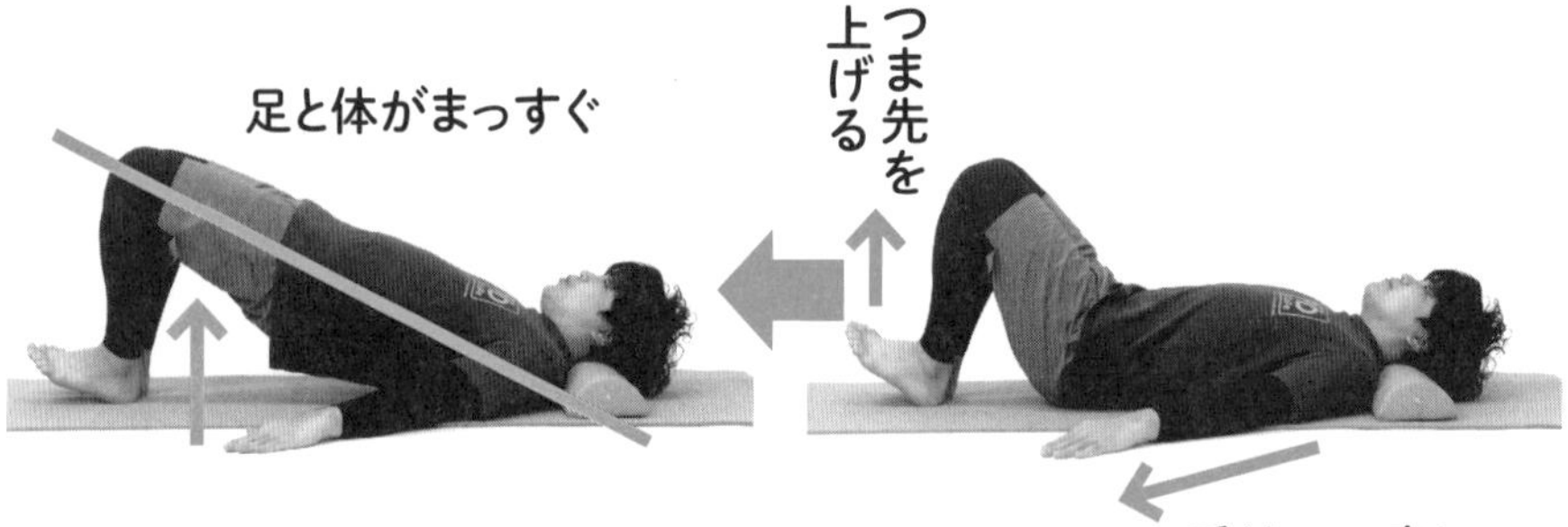
足と体がまっすぐ
つま先を上げる
手はハの字に

NG お尻を上げすぎ 速く上げ下げする

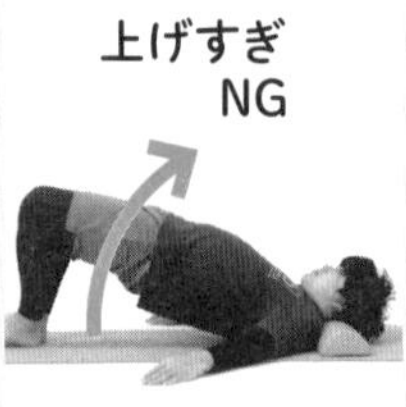
上げすぎ
NG

足と体のラインがまっすぐよりも上にお尻をあげると腰に負担がかかり、腰痛の原因になります。素早く上げ下げすると筋トレ効果が弱まるのでゆっくり動かしましょう。

ポイント つま先を上げるとお尻の筋肉が鍛えやすくなります。体と足のラインをまっすぐになるくらいお尻を上げましょう。

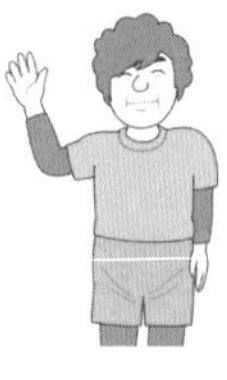

5-7 四つ這いでの手足運動

難易度	役立つ事柄	目安セット数	目標セット数
中級	姿勢	10回 5秒	回

動画でチェック!

パーキンソン病は後ろの筋肉が弱くなりやすいと言われています。この運動では後ろの筋肉が鍛えられます。またバランスの練習にもなります。

1 四つ這いになりましょう。つま先は立てておきます。

2 左右クロスして手と足を上げましょう。体と一直線になるほど上げたらキープしましょう。これを繰り返し行ったら反対側もやりましょう。

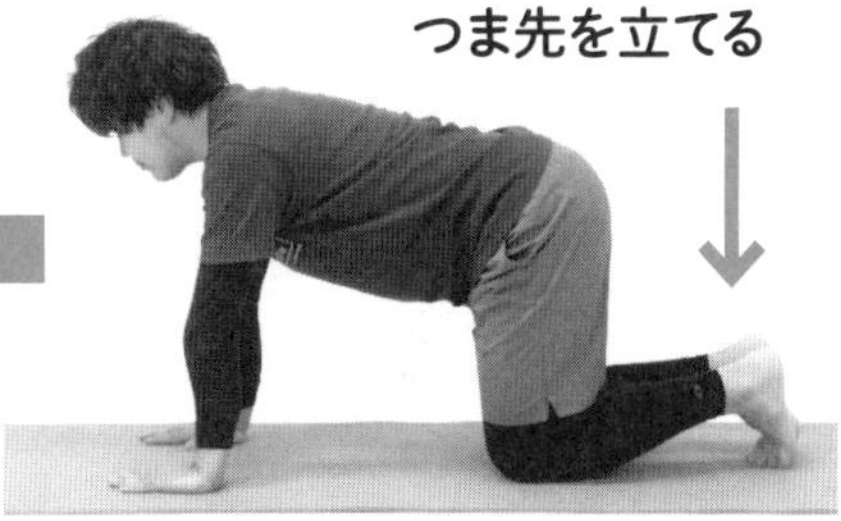

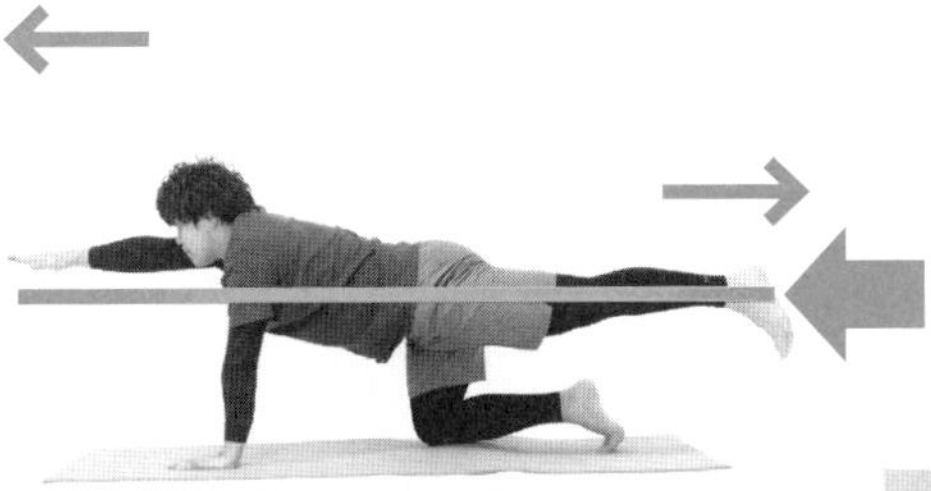

手足が床と平行

NG 手足を上げすぎる 手足の位置が低い

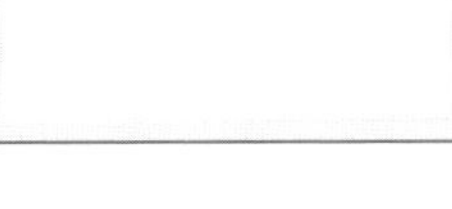

✕ 体のラインより手足を上げすぎると腰に負担がかかってしまうので注意しましょう。逆に低いままだと筋トレ効果は薄くなってしまいます。

COLUMN 4

効果的な運動の後には思うように体が動くご褒美

パーキンソン病と診断され、2年余りが経ちました。

1996年アトランタ五輪開会式のモハメド・アリ。「蝶のように舞い蜂のように刺す」と称された元ヘビー級王者時代とはあまりにもかけ離れた姿。直前に同じ病で亡くなった先輩の姿が脳裏に浮かび、最初は暗い気持ちになりました。でも、多くの医師や理学療法士の方々から、有効な薬や運動療法で寿命は一般の方と変わらなくなったと伺い、希望を持ってこの病と闘う気持ちに切り替えました。

私は3〜4年前に腰痛が始まり、次第に反射神経が鈍っていき、散歩中に転ぶようになりました。診断直前には歩行困難の症状も出たのですが、薬を飲み始めてすぐに効果が現れました。ただし、薬効は徐々に減少していき、今では運動療法の方が効果ありと自覚しています。

パーキンソン病は、眠っている運動能力を自ら呼び覚ます努力が欠かせません。効果的な運動をした後には「思うように体が動く」というご褒美が待っている一方、努力を怠ると体が言うことを聞かず、悲惨な結果が待っています。今では多くの患者の方々がそれを実感し、運動療法に真剣に取り組んでいます。同じ苦しみを持つ人と悩みを分かち合い、その改善に向けて一緒になって運動する姿に励まされ、自らもその効果に喜びを味わうといったWIN-WINの関係を築いていきたいものです。

H.I 診断3年

第4章

有酸素運動、大きな運動

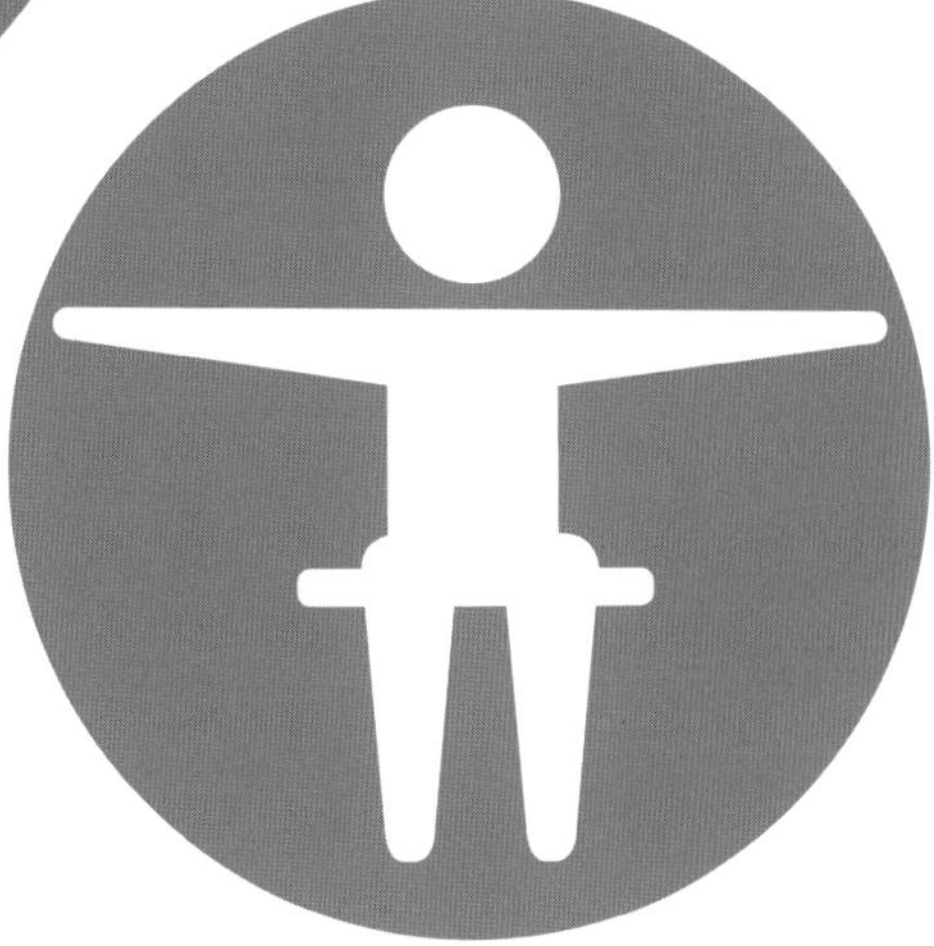

有酸素運動の効果

有酸素運動の効果として、脳神経の可塑性や神経細胞の保護の可能性があると言われています。体の動きが小さくゆっくりになったままウォーキングしていると有酸素運動になりません。少し汗ばむくらいの運動に挑戦してみてください。

効果的なメリハリウォーキング

有酸素運動には、いろいろなやり方があります。スポーツジムでよく目にするのは、「トレッドミル」と呼ばれる床が動くマシンや自転車を漕ぐバイク型マシン。そうした機械を使って行なう有酸素運動はとても効果的です。

でも「スポーツジムに通うのは億劫だな」と感じる人は、メリハリウォーキングを試してみて下さい。これは、私が個別指導している方にオススメしているものです。私の個別指導に来てくれる方に日々運動しているかをお聞きすると、毎日1時間散歩をしています、とお答えいただくことがあります。どのようにして散歩しているかを聞くと、普段通りの小さくゆっくりな動きのまま散歩をしています。せっかく1時間も散歩をしているのに「小さくゆっくり」ではもったいないです。時間を30分にしてもいいので散歩にメリハリをつけて歩いてみましょう。次ページから詳しく解説していきます。

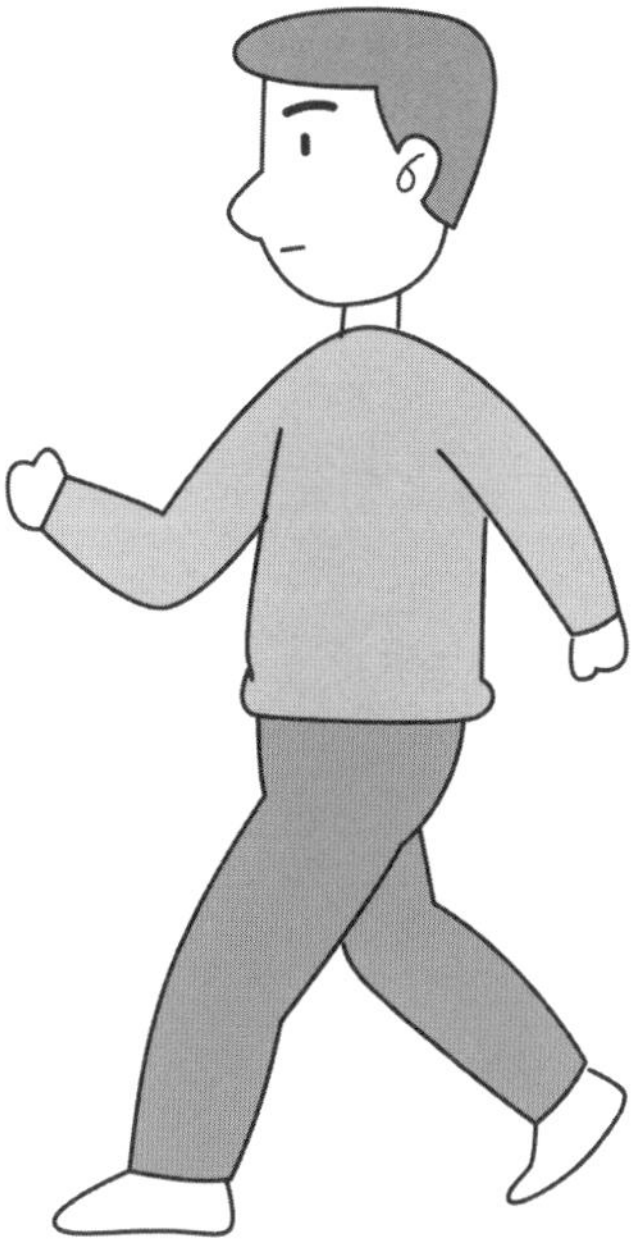

ちょっとキツいと思う程度のウォーキングを意識

メリハリウォーキングの解説

① 早歩きをしてみる

最初は時間を「1分」と決めて、少し早歩きをしてみましょう。1分を問題なくこなせるようになったら、歩く時間を5分に伸ばします。その際、5分歩いて1分休むという形で必ず休憩を取るようにして下さい。

早歩きをする時にはアップテンポの音楽を聴いたり、スマホでメトロノームのアプリを使い「100〜120bpm」程度の速さに合わせて歩くのもオススメ。リズムを取りやすくなります。

早歩きに慣れてきたら、「140〜160bpm」までテンポを上げてみましょう。

② 目印を決めて大きく歩いてみる

パーキンソン病の方は、気づかないうちに歩幅が狭くなっている場合があります。散歩の際は信号や電柱を目印にして、そこに到達するまで歩幅を大きくして歩いてみましょう。安全面を考えるなら、道路ではなく、公園で地面に線を引いて歩くのがオススメです。

具体的には、10mくらいの距離から始めてみて下さい。最初は10歩で歩いてみて、次は9歩、その次は8歩と少しずつ歩数を減らしていくことで体が徐々に慣れていきます。

自分では「大股すぎるのでは？」と思っていても、実際は普通の歩幅になっている可能性があるので、スマホで自撮りしてみるのもいいでしょう。

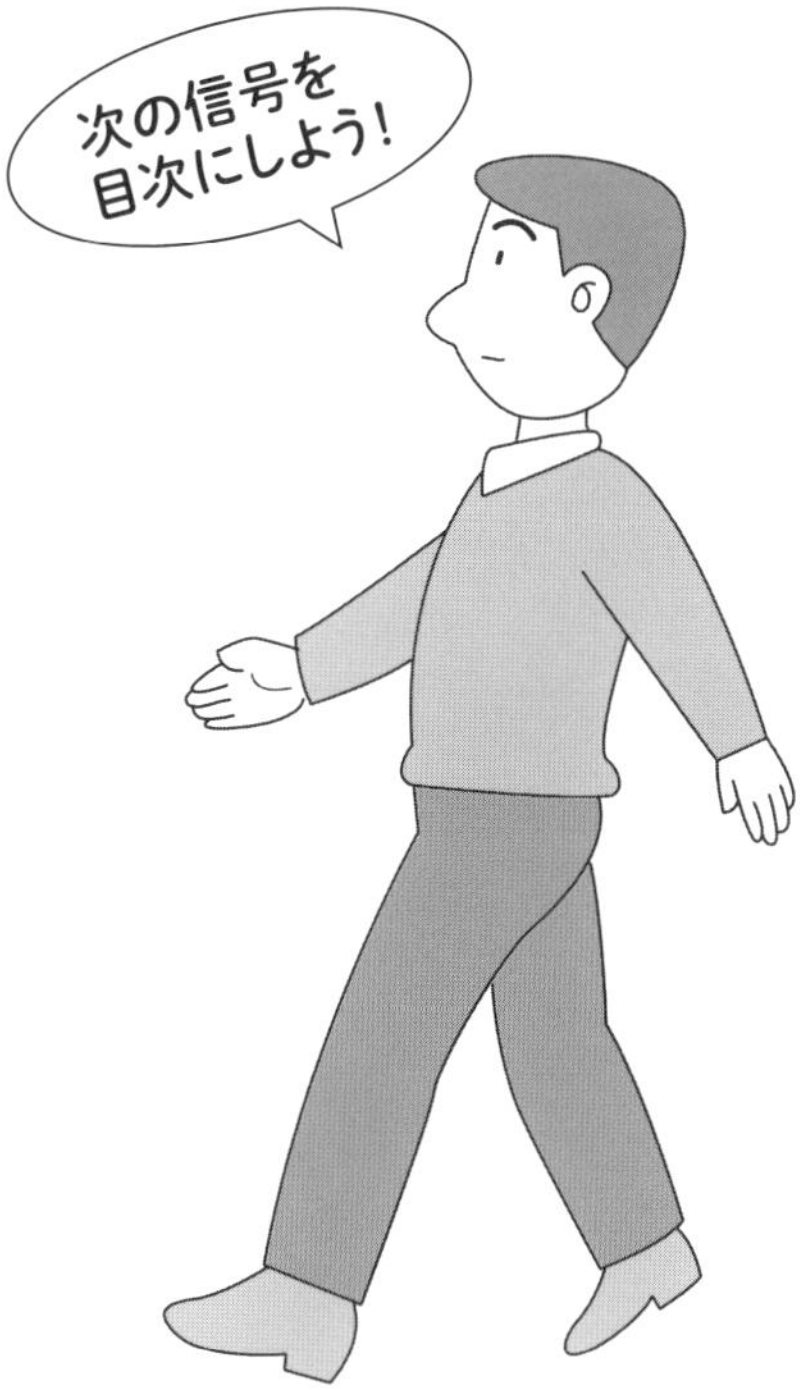

目印まで歩幅を大きく
意識して歩く

6-1 立って足踏み運動

難易度	役立つ事柄	目安セット数	目標セット数
初級	歩行	10回	回

動画でチェック!

この運動は、手足を大きく動かすことで歩きをスムーズにすることを目的としています。手の振りも太ももの上げ方も「大きく大きく」意識して動かしましょう。

1 背筋をしっかりと伸ばして、股関節が90度になるくらいまで足を上げましょう。何かに掴まってもOKです。

2 後ろに引く手も大きく引きましょう。左右差を感じたら動かしにくい方を意識して動かしてみましょう。

3 余裕が出てきたら、指先にも意識をしっかりと向けて全て大きく動かしましょう。小さくならない様に注意して下さい。

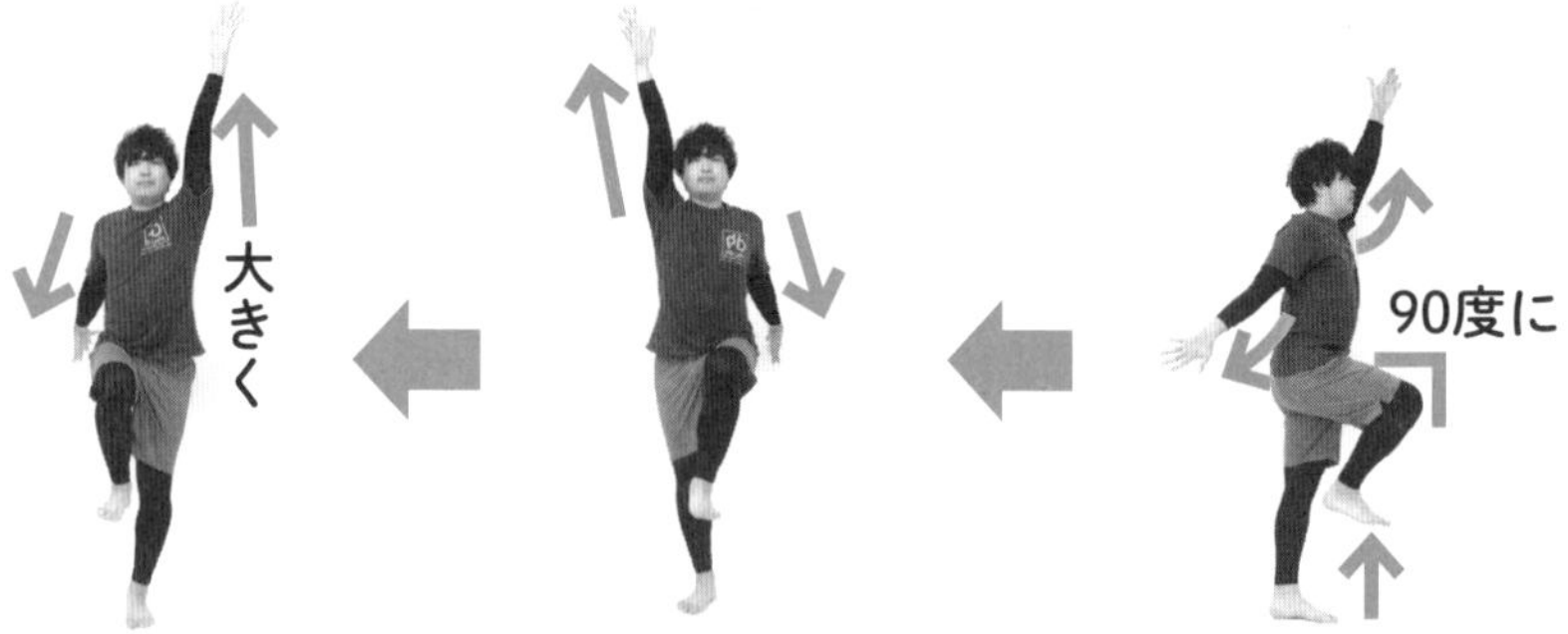

NG 猫背になる 足が上がっていない

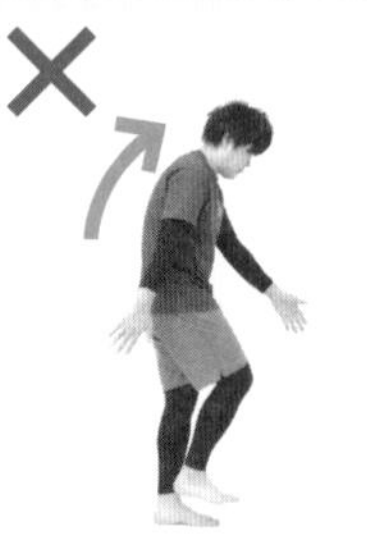

猫背になってしまい、足が上がっていないと全く効果がありません。最初は大変だと思うので何かに掴まっても良いので足を高く上げましょう。

6-2 座って足踏み運動

難易度	役立つ事柄	目安セット数	目標セット数
初級	歩行	10回	回

動画でチェック!

立って足踏み運動が難しい方は座って行いましょう。大きく動かすことが目的です。動きにくくなってしまうと、1日の活動量は少なくなってしまうので注意です。

1 背筋をしっかりと伸ばして、足を大きく高くあげましょう。背もたれから背を浮かせましょう。

2 「1、2」と大きく声を出すと体が動きやすくなります。

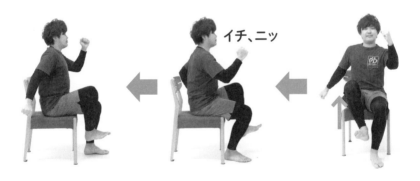

3 数回やっているとだんだんと小さくなってしまうので注意して下さい。

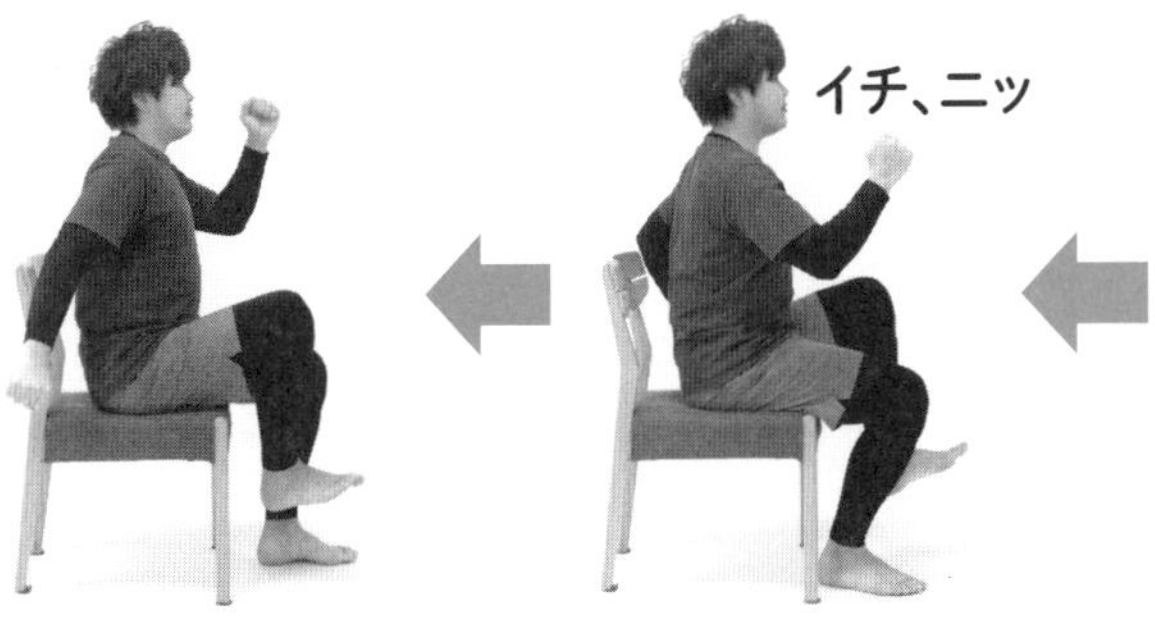

NG 猫背の姿勢 足が上がっていない

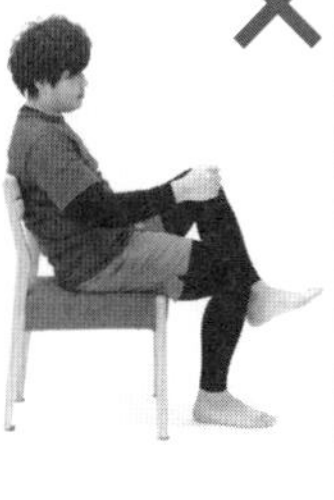

猫背で背もたれに寄りかかって行ってもあまり意味はありません。また、しっかり足を上げないと運動効果は得られません。

ポイント 背筋を伸ばして足を高くあげる

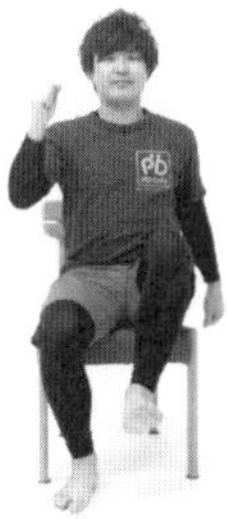

背筋をしっかりと伸ばして、足を高く上げましょう。腕も大きく振ります。

6-3 リズムステップ①

難易度	役立つ事柄	目安セット数	目標セット数
初級	歩行	10回	回

1 まずは、前にステップします。出来るだけ大きくリズムに乗って前にステップしましょう。

始まりの姿勢 背筋をしっかり伸ばし、両足を揃えて立ちます。

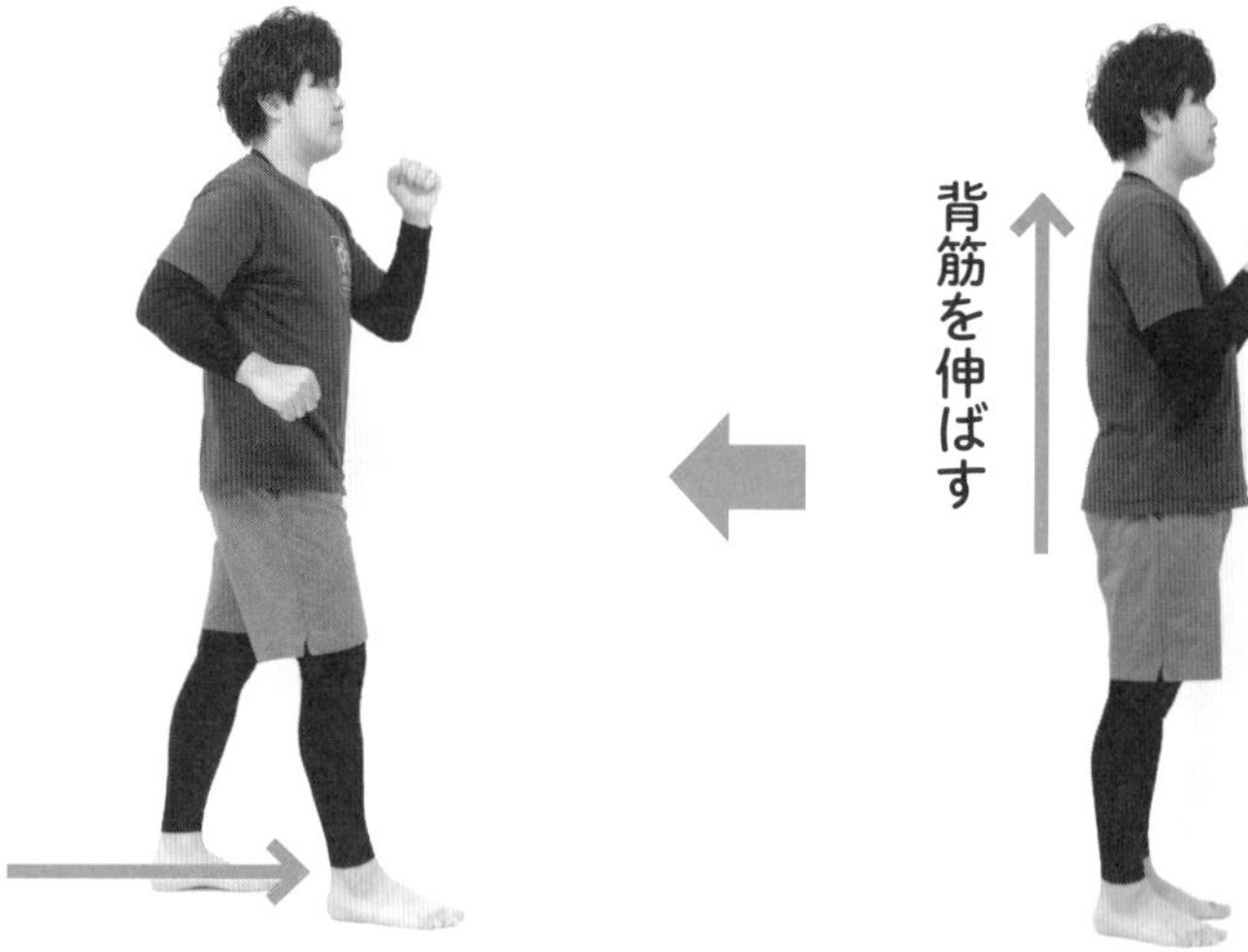

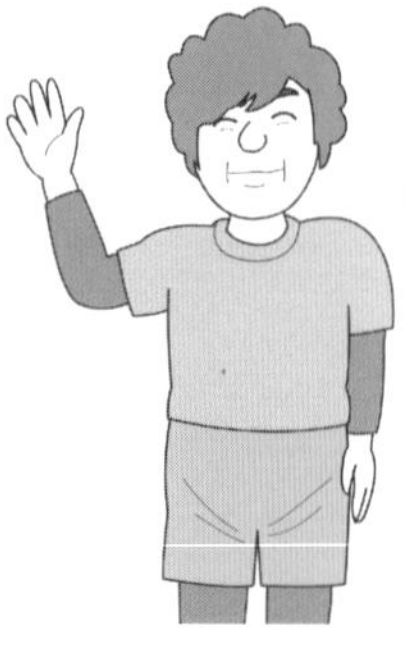

ポイント 背筋をしっかりと伸ばして、前に踏み出しましょう。手も大きく振って「1、2」と声も出すととても良いです。

動画でチェック！

パーキンソン病では歩く時にリズムが取れなくなる場合もあります。メトロノーム(100bpm)をつけながらステップを踏むことでスムーズな足の運びが身につけば、転倒予防・すくみ足の予防になります。

2 両足を前にステップしたら、元の位置に戻って来ましょう。

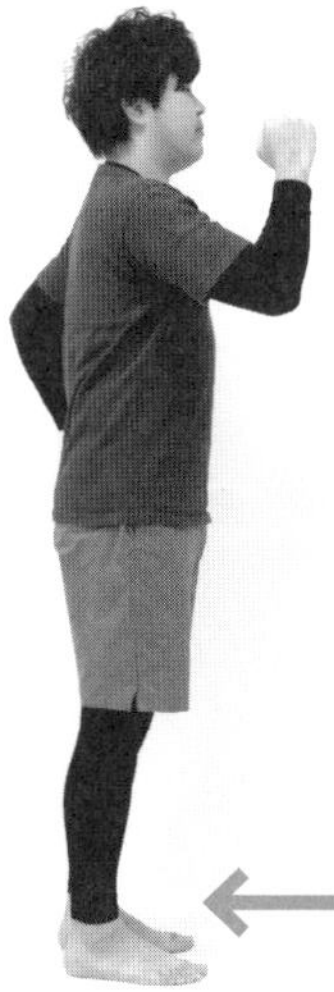

3 今度は、後ろへのステップです。これを繰り返し行いましょう。後ろが不安な方はまずは前のみ行って下さい。

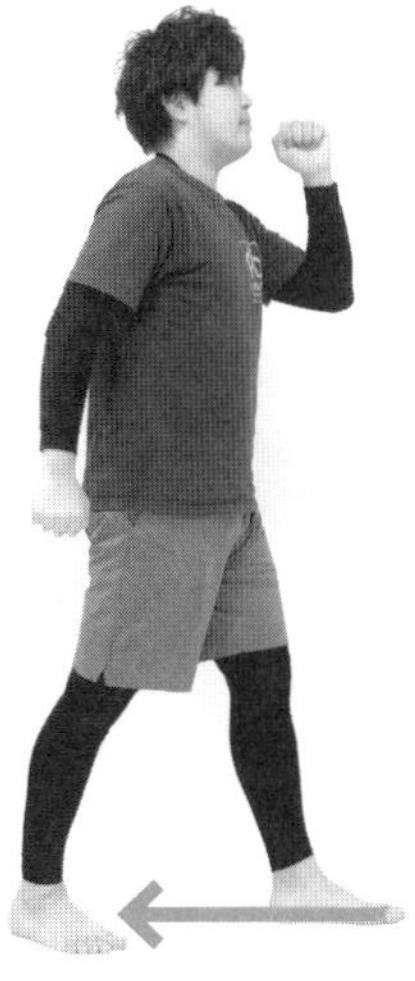

難易度	役立つ事柄	目安セット数	目標セット数
中級	歩行	10回	回

6-4 リズムステップ②

1 前に出した足と同じ側の手を高く上げましょう。

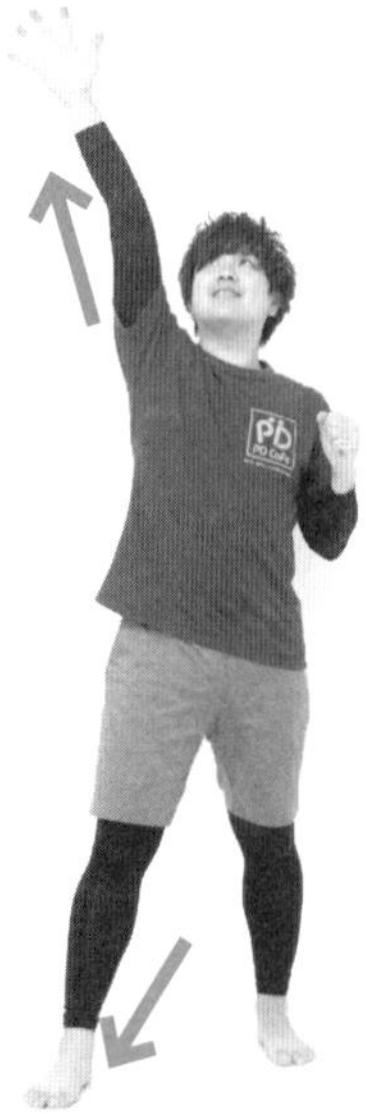

2 指先までしっかりと開きます。両足を前に出して、両手もしっかりと開きましょう。

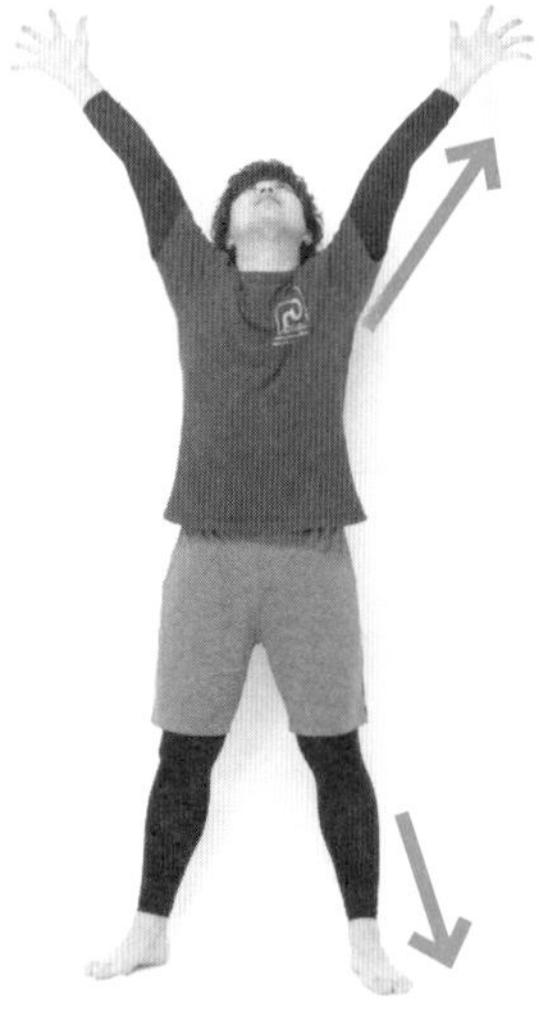

ポイント

背筋を伸ばして指先までしっかり伸ばす

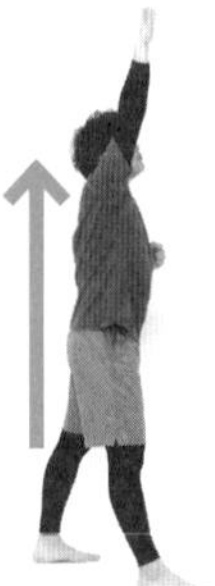

背筋をまっすぐに保ち、指先までしっかりと伸ばしましょう。上げた手を見上げて下さい。足は大きく前へ、そして少し横へ開きましょう。

動画でチェック!

前後へのステップが出来たらチャレンジしてみましょう!　2つの動作を取り入れた2重課題という運動になります。転倒予防、すくみ足の予防になります。

3 元の位置に戻る時には、手も一緒に縮こめましょう。

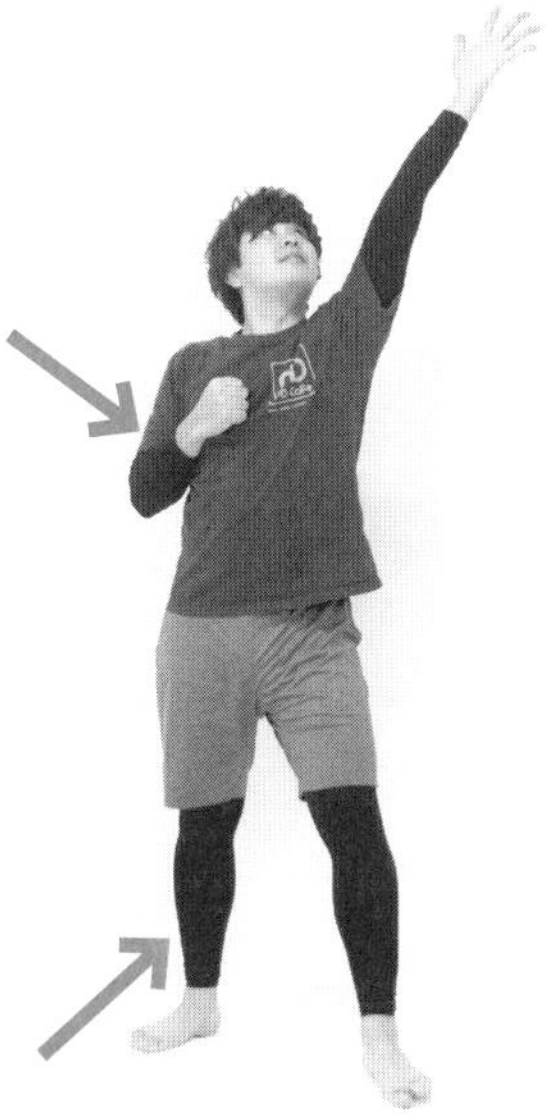

4 しっかりと元の位置に戻ったら、また前へステップを繰り返し行いましょう!

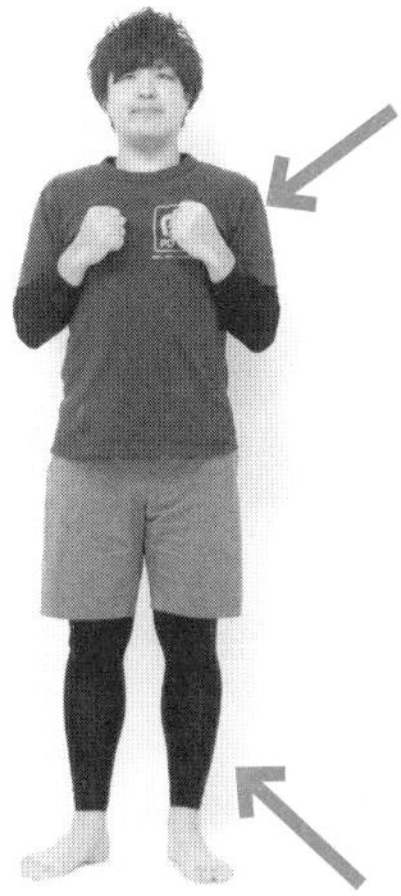

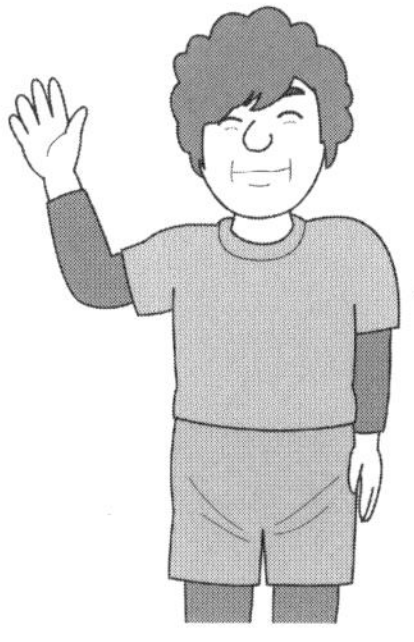

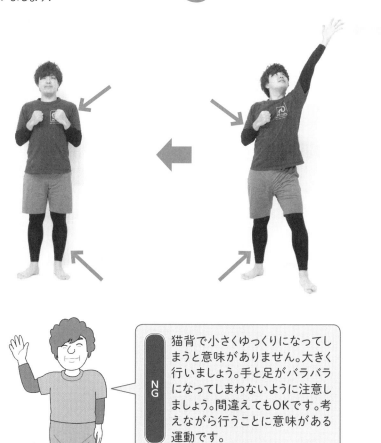

NG

猫背で小さくゆっくりになってしまうと意味がありません。大きく行いましょう。手と足がバラバラになってしまわないように注意しましょう。間違えてもOKです。考えながら行うことに意味がある運動です。

難易度	役立つ事柄	目安セット数	目標セット数
上級	歩行	10回	回

6-5 リズムステップ③

始まりの姿勢 背筋を伸ばして立ち、脇を締めて拳を握りましょう。これがリズムステップ①～③で共通の基本姿勢です。

1 右足を踏み出すと同時に右手を上げ、次に左足を踏み出すと同時に左手も上げます。

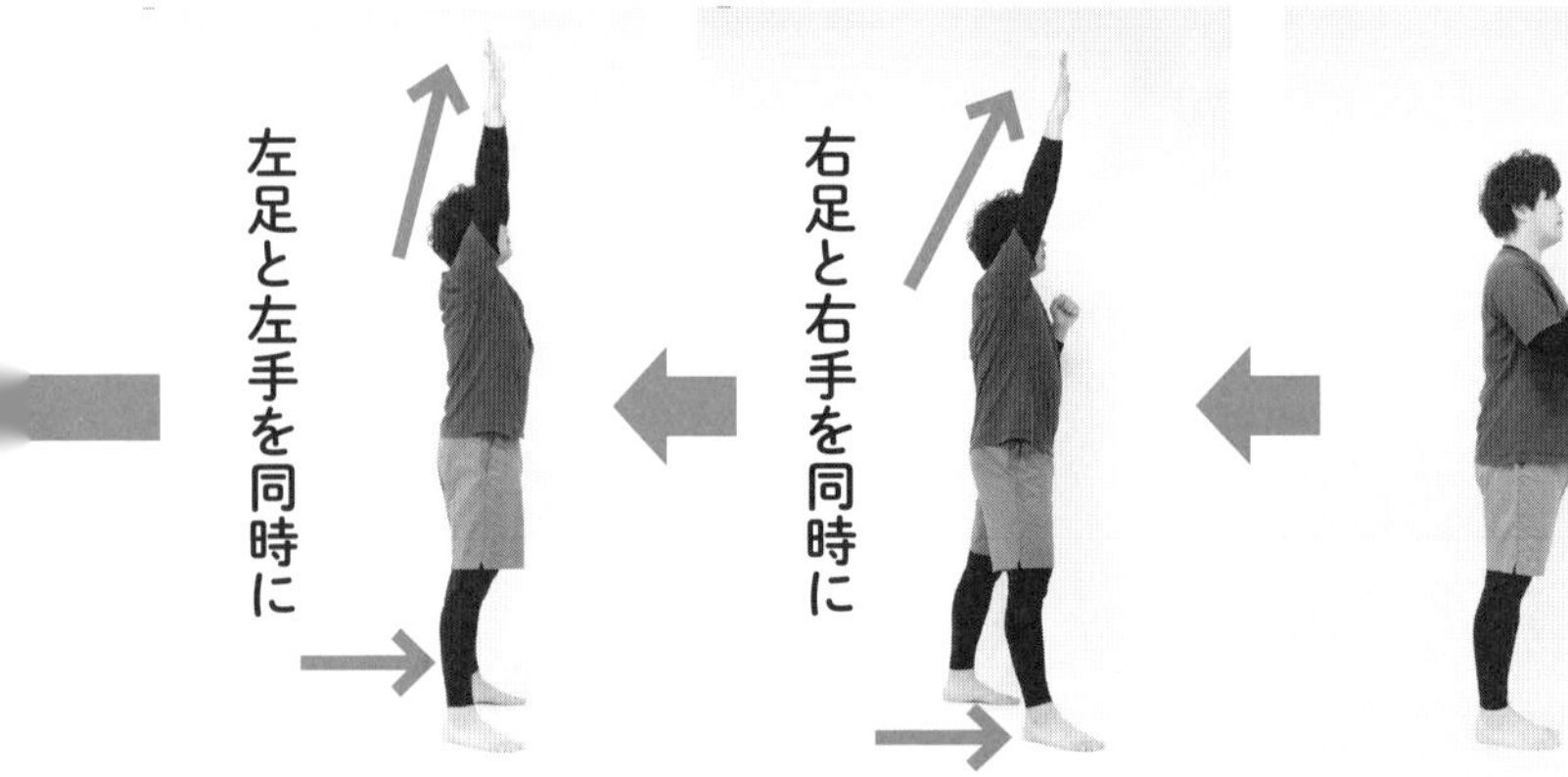

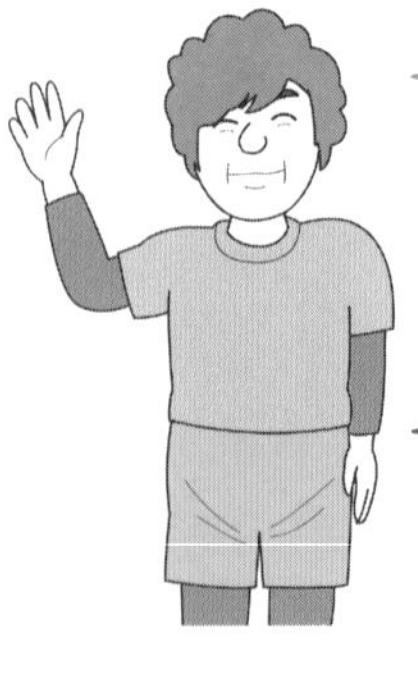

ポイント 背筋と指先をしっかりと伸ばし、万歳の姿勢の時には指先を見上げましょう。前にステップする際は少し斜め前（開き気味）に踏み出して下さい。

NG ステップの順番を意識するあまり、猫背で小さな動きになっていると運動の意味がなくなってしまいます。体を大きく使った動きを心がけましょう。後ろへのステップでふらつきやすい方は慎重に行うようにして下さい。

動画でチェック!

この運動は、リズムステップ①と②をマスターした方に向けた上級編です。後ろへのステップが加わり、難易度がさらに上がっています。まずは基本姿勢から「前→後ろ→さらに後ろ→前」と移動して元の位置に戻る動きを覚えましょう。

2 右足を引いて、右手を縮めます。続けて左足を引き、左手を縮めましょう。これで元の位置、基本姿勢に戻ります。

3 今度は「右足→左足」の順で後ろに踏み出し、「右足→左足」の順で元の位置へ。後ろに踏み出す際は手を上げ、元の位置に戻る際は手を縮めましょう。

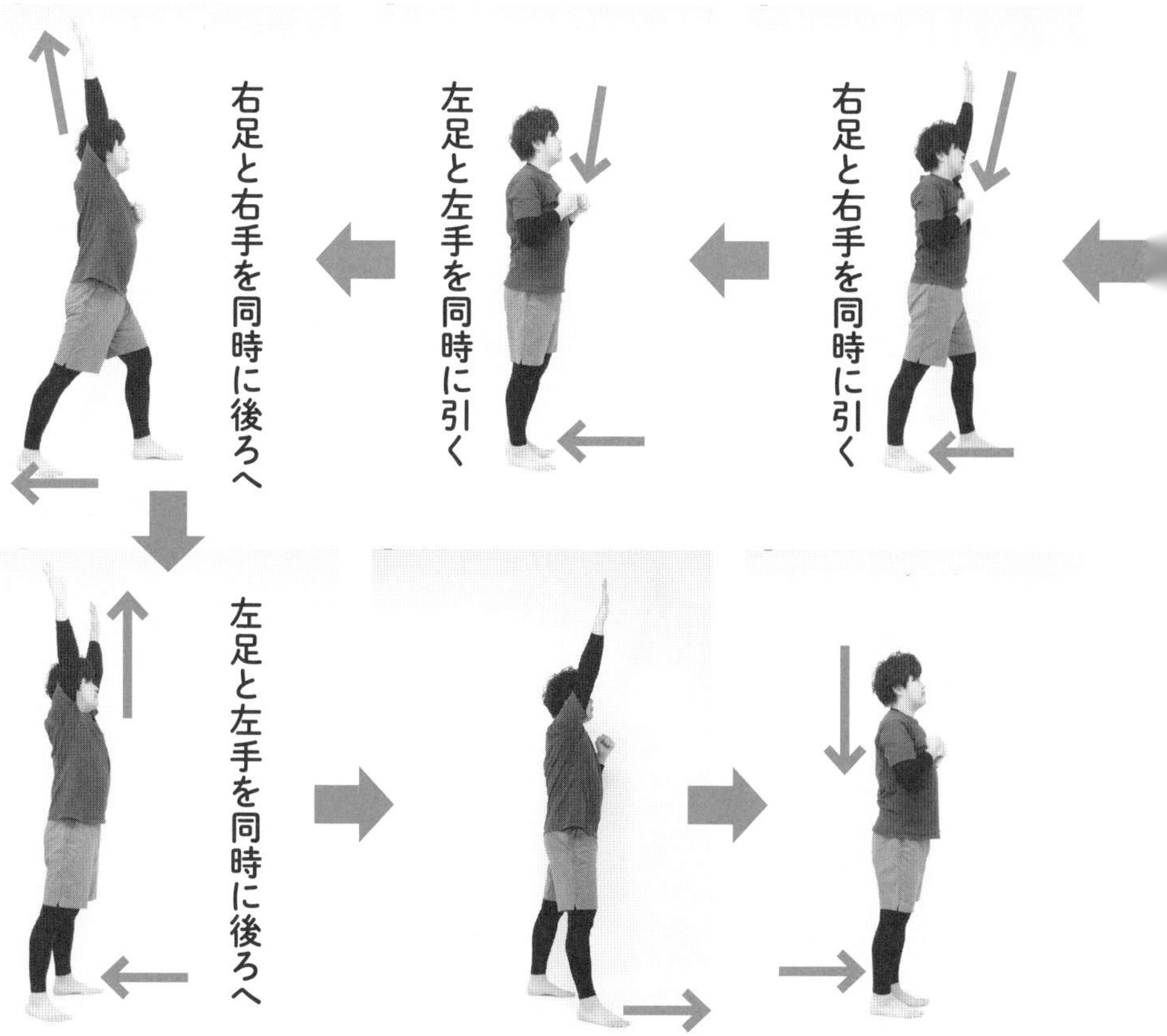
右足と右手を同時に引く
左足と左手を同時に引く
右足と右手を同時に後ろへ
左足と左手を同時に後ろへ

6-6

難易度	役立つ事柄	目安セット数	目標セット数
中級	歩行	10回	回

踏み台昇降①

始まりの姿勢 ステップ台の前に背筋を伸ばして立ちます。

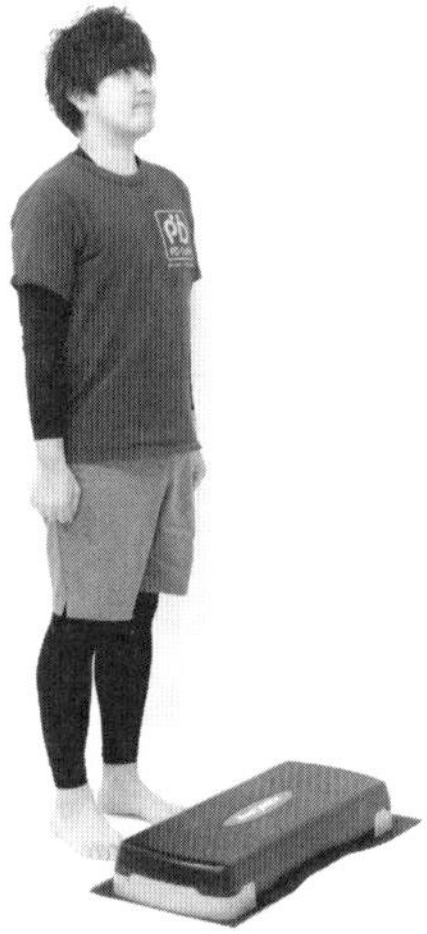

1 足を高く上げて、しっかりと台に足を乗せましょう。

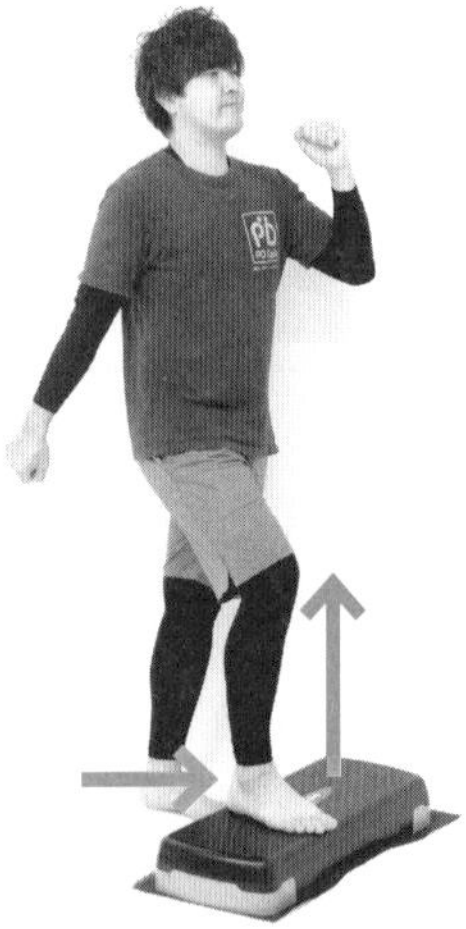

ポイント

台にしっかりと乗る
足を高く上げる

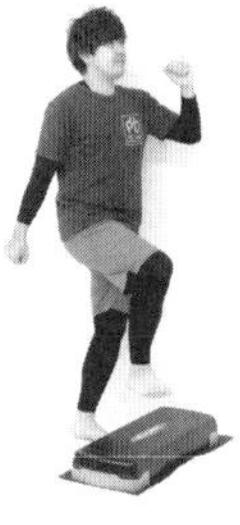

つま先を引っかけてしまうほど高いステップ台は転倒する危険性があるので使用を避け、自分に合った高さのものを使いましょう。また、つま先だけを台に乗せて済ますのではなく、足の裏全体をしっかりと台に乗せることが大事です。

動画でチェック!

ステップ台を用意して、上ったり下りたりする運動です。段差のある道を歩いたり、階段を上り下りするのが苦手になると運動量が減り、体力が落ちやすくなるので、こうした有酸素運動はとても大切になります。

2 両方の足をしっかりと台に乗せましょう。

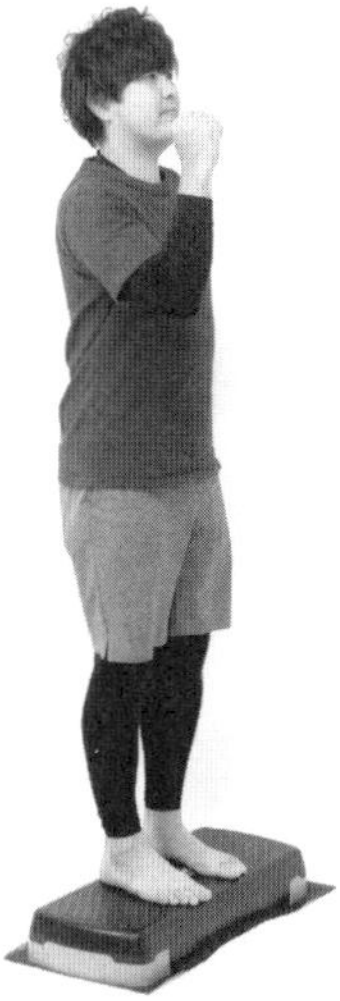

3 片足ずつ順に下ろして元の姿勢に戻ります。数回繰り返したら、今度は反対側の足から上り下りしましょう。

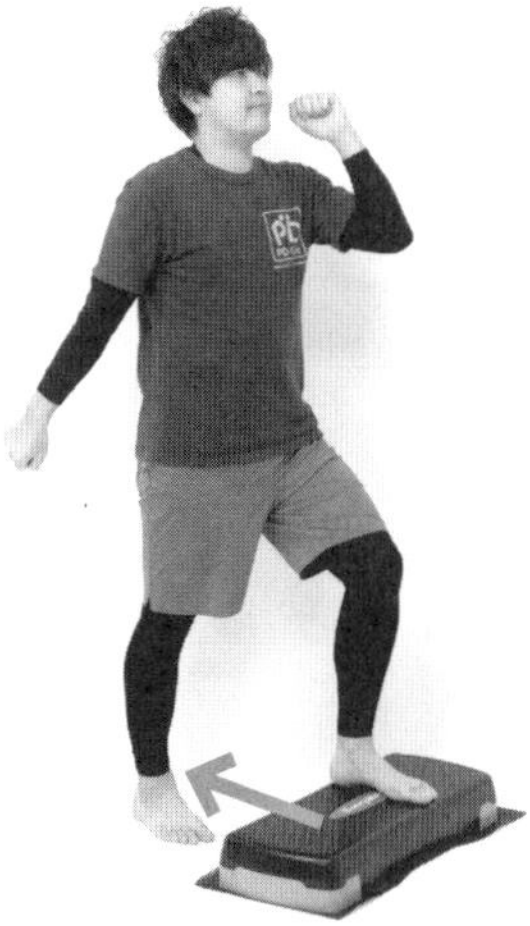

6-7 踏み台昇降②

難易度	役立つ事柄	目安セット数	目標セット数
上級	歩行	10回	回

始まりの姿勢 大きく手を高く上げながら踏み台の上に片足を乗せます。

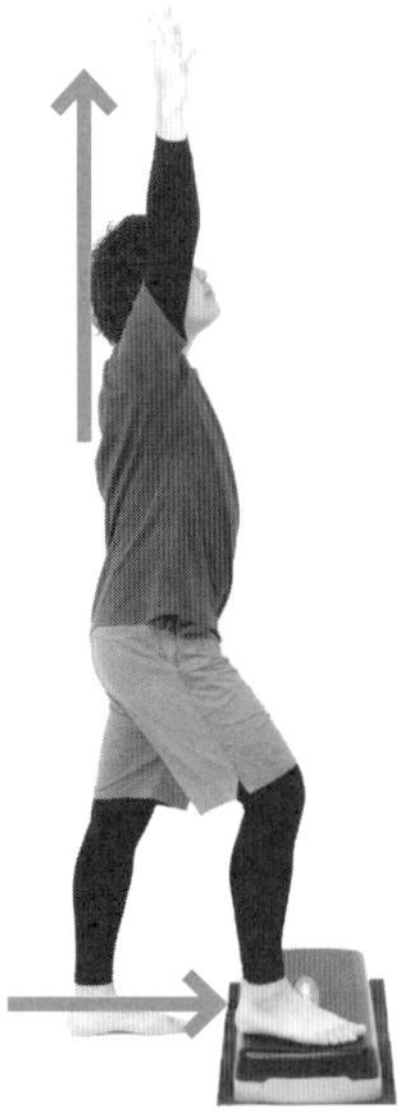

1 反対側の手も上にあげながら足を乗せます。

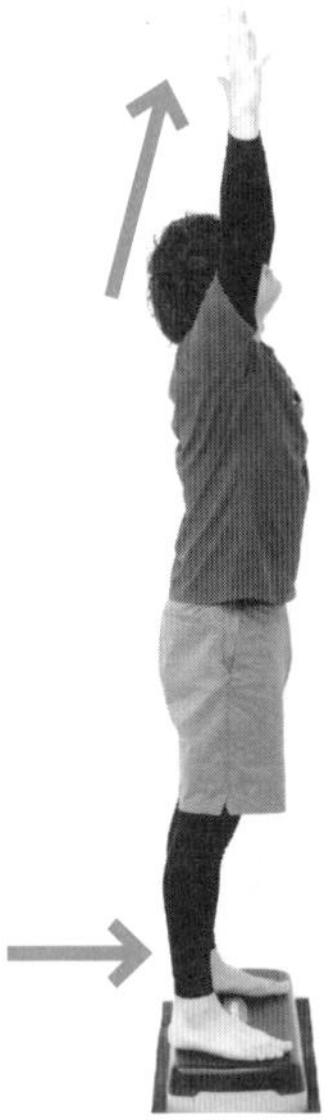

ポイント 足を高く上げる 手をしっかりと広げる

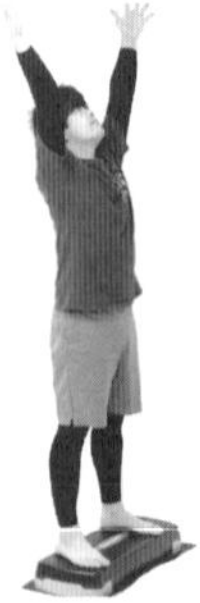

背筋をしっかりと伸ばして、指先までしっかりと伸ばしましょう。あげた手を見上げて下さい。足は大きく少し広げながら踏み台に乗りましょう。

動画でチェック!

踏み台ステップの上級編です。この運動が難しい場合は踏み台昇降①をやって下さい。手をつけると2重課題となるのでより難しくなります。

2 降ろす足と同じ側の腕を引きます。

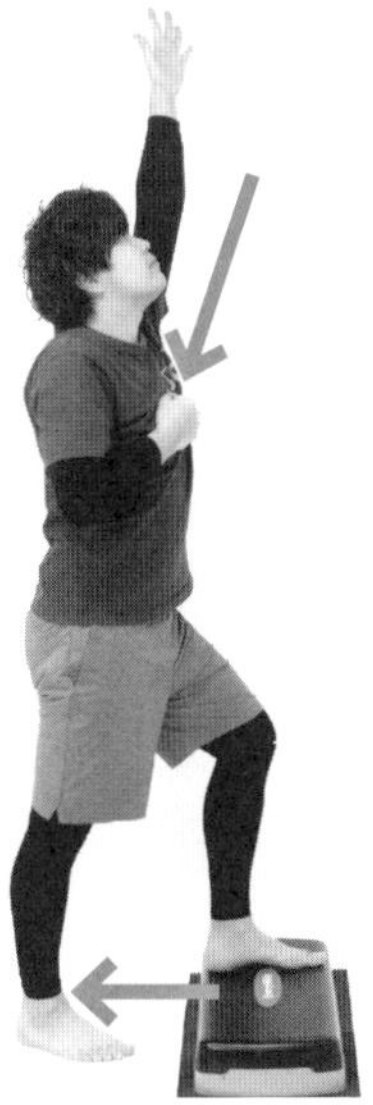

3 残りの手と足を戻します。数回繰り返したら、今度は反対側の足から上り下りしましょう。

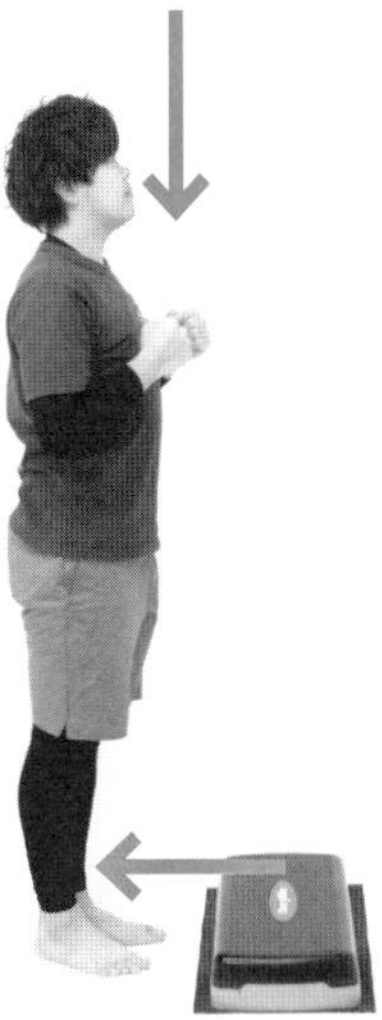

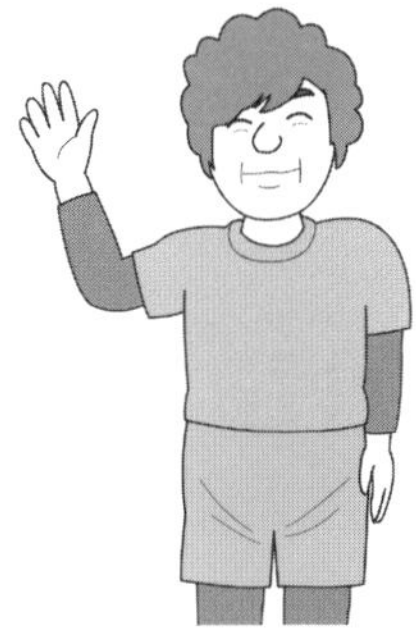

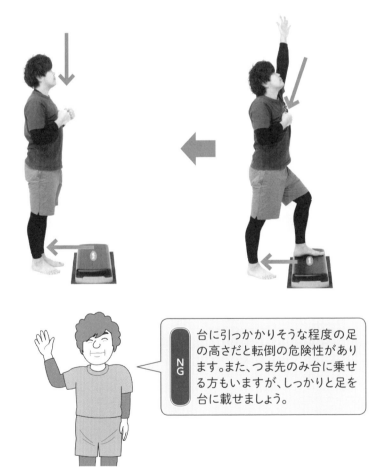

NG 台に引っかかりそうな程度の足の高さだと転倒の危険性があります。また、つま先のみ台に乗せる方もいますが、しっかりと足を台に載せましょう。

大きな運動

私が経験しているパーキンソン病の方の悪循環のパターンは動作が小さくゆっくりになる→それに気づかない→筋力や体力が低下する→動きにくくなる→さらに動作が小さくなるです。この悪循環を断ち切るためにはストレッチや体幹トレーニングだけでは不十分です。先にお伝えした有酸素運動もとても大事ですが、今からお伝えする大きな運動がとても重要になります。

まず、先に説明した通り、大きく早く動いているつもりなんだけど実際は動きが小さくゆっくりになっているという、イメージのズレがあります。このズレを少しでもなくすためには、スマホなどで実際の歩きを撮影してご自身で確認して、「意識」すること。そして、小さくゆっくりを大きく早くダイナミックな運動を取り入れることです。

有酸素運動でお伝えしたリズムステップやメリハリウォーキングもとてもおすすめなのでそちらも振り返ってください。

今回お伝えするのは、椅子からの立ち上がり、床からの立ち上がり、そしてひねりの大きな運動です。椅子からの立ち上がりは大きくダイナミックに行なうことで、立ち上がりの練習にもなりますし、筋力をつけることにも役立ちます。床からの立ち上がりに関しても同様です。知らず知らずのうちに椅子や床からの立ち上がりが小さくなっている方が多いので、ちょっと大きすぎでは？　と思うくらいがちょうどいいので、運動として大きく動いておくと日常生活での動作も少しずつ大きくなって行きます。

また、ひねりの運動もとても大事です。ストレッチの説明の際にひねりの重要性をお伝えしているので振り返ってください。ストレッチを十分にこなせたら、次は大きくひねる運動を行ないましょう。歩き、寝返りなど様々な日常生活の場面で体のひねりは使われます。このひねりに関しても、小さくゆっくりになることが多いです。

ちょっと大袈裟かな？　というくらいがちょうどいいと思って最大限に大きく動いて下さい。

大きな運動をいきなり行なうと痛みの原因になりかねないので、ストレッチと体幹トレーニングをしっかりこなしてから挑戦して下さい。

7-1

難易度	役立つ事柄	目安セット数	目標セット数
上級	立ち上がり	左右5回ずつ	回

床からの立ち上がり運動

始まりの姿勢 まずはしっかりと背筋を伸ばしましょう。両足の指は立てておきます。

1 片方の足を一歩前に大きく出しましょう。

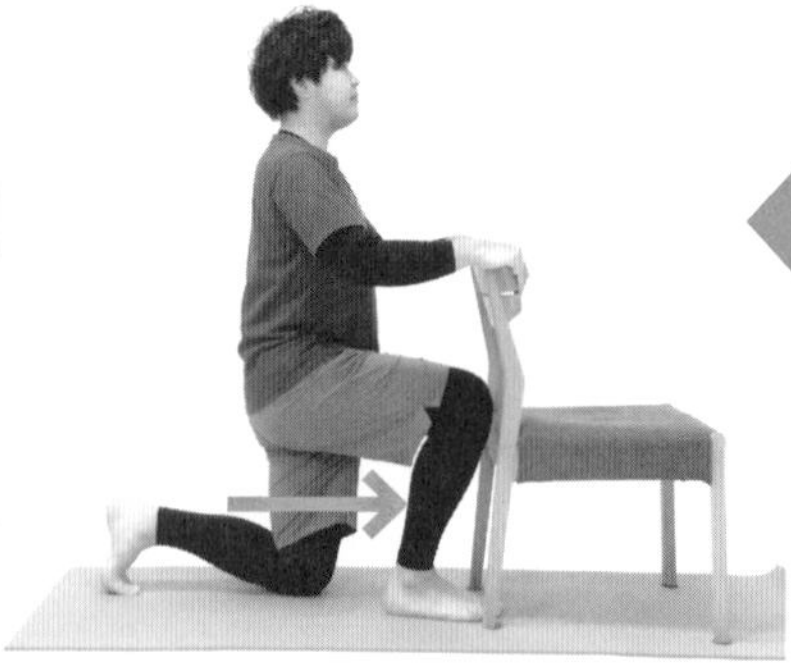

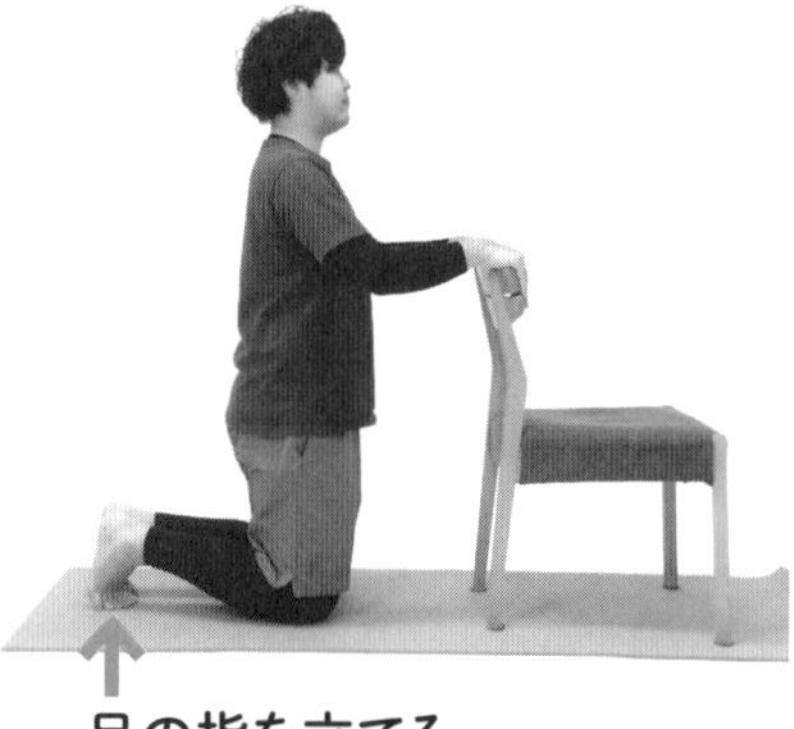

ポイント 背筋を伸ばして足の指を立てる

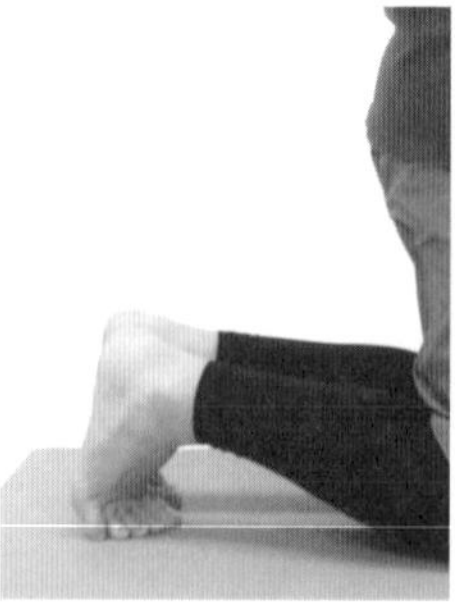

しっかりと背筋を伸ばすことで、足の筋肉が使いやすくなります。また、足の指を立てることで力が入りやすくなり、スムーズに立ち上がれます。

動画でチェック！

床からの立ち上がりの練習でもありますが、ゆっくり立ち座りをすることでお尻や太ももの筋肉が鍛えられます。しっかりやると息が上がり有酸素運動にもなります。筋力アップ、体力アップしたい方にオススメ。

NG 猫背になる 踏み出し方が小さい

✕

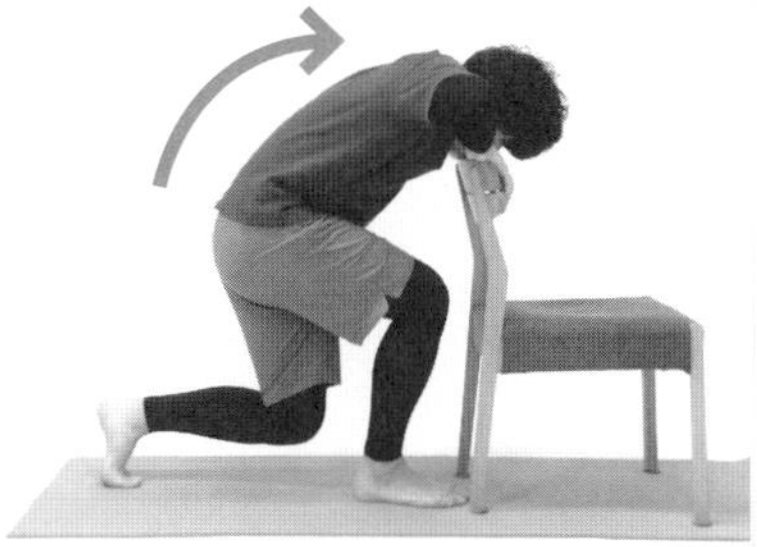

猫背だと、必要な筋肉が鍛えられません。また、踏み出し方が小さくなってしまうと思うように力が入らず、スムーズに立ち上がれません。

2 勢いよく立ち上がり、直立姿勢を取ったら、また膝立ちの姿勢に戻りましょう。

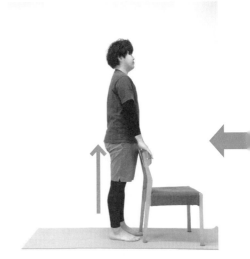

7-2

難易度	役立つ事柄	目安セット数	目標セット数
初級	立ち上がり	10回	回

椅子からの立ち上がり運動

1 大きく前にお辞儀します。手を突き出すイメージです。

始まりの姿勢 背筋をしっかり伸ばして椅子に深く腰かけます。

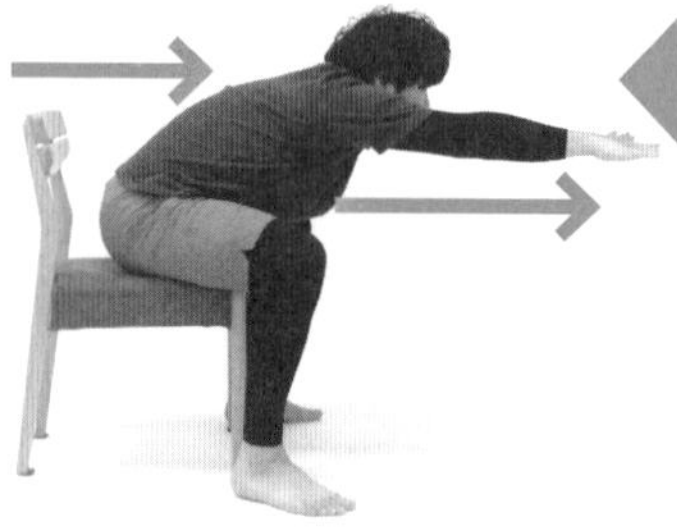

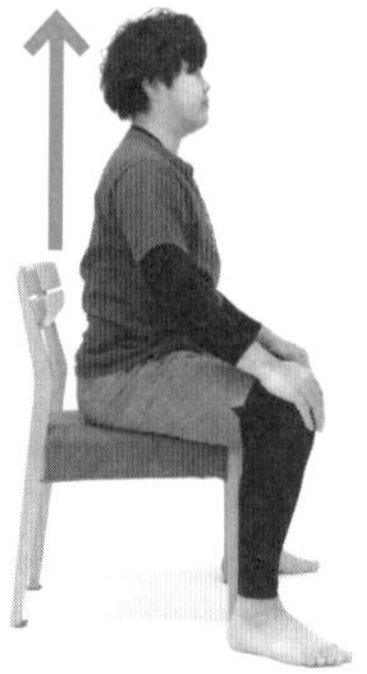

ポイント

背筋をしっかりと伸ばす 前に大きくお辞儀する

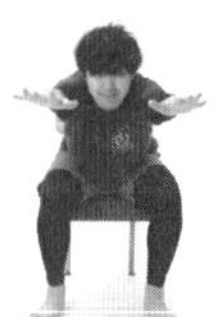

背筋をしっかりと伸ばして、前に大きくお辞儀しましょう。そうすることで立ち上がりがスムーズになります。座るときはゆっくり腰を落とすと筋トレ効果が高まります。

動画で
チェック!

パーキンソン病では、「1回で椅子から立ち上がるのが難しい」という方も少なくありません。しかし、大きな動きのトレーニングをすることで、立ち上がる動作に必要な下半身の筋肉を鍛えることができます。

2 勢いよく手を広げながら立ち上がりましょう。

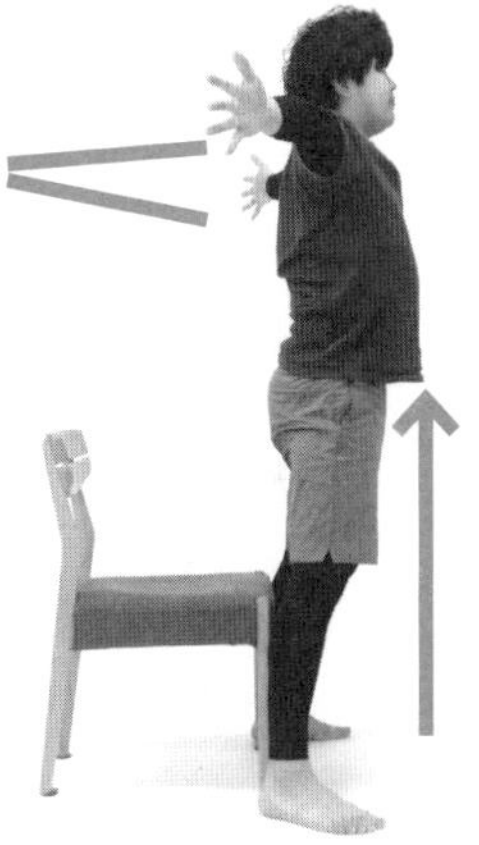

3 立ち上がったら、ゆっくりと座ります。素早く座ってしまうと筋トレ効果はあまり得られません。

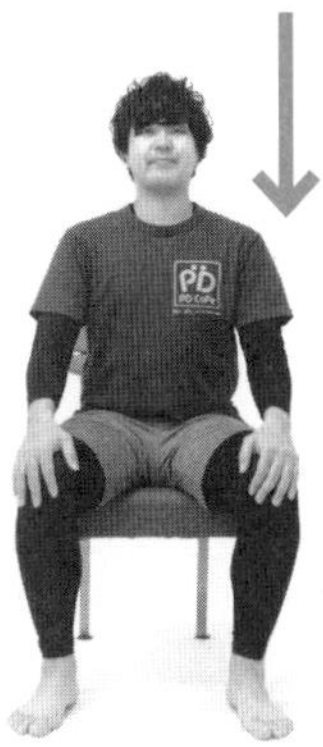

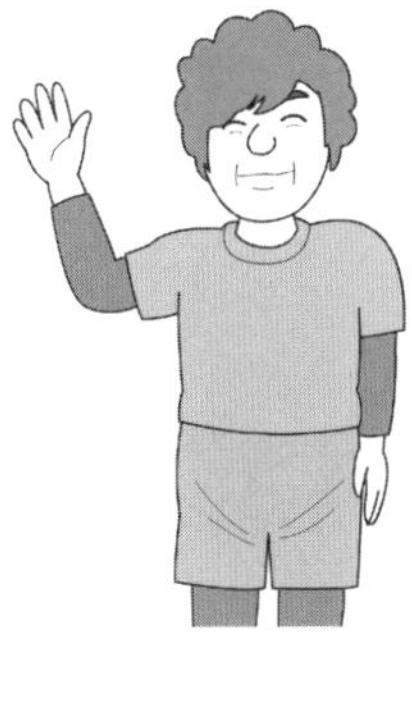

NG 猫背になったり、お辞儀が不十分だと立ち上がりにくいだけでなく、腰や膝に負担がかかってしまうので、正しい姿勢を意識しましょう。

7-3

難易度	役立つ事柄	目安セット数	目標セット数
上級	全て	左右5回ずつ	回

立ってのひねり

始まりの姿勢 タオルを持ってしっかりと立ちます。

1 つま先にタッチするくらい深くお辞儀します。

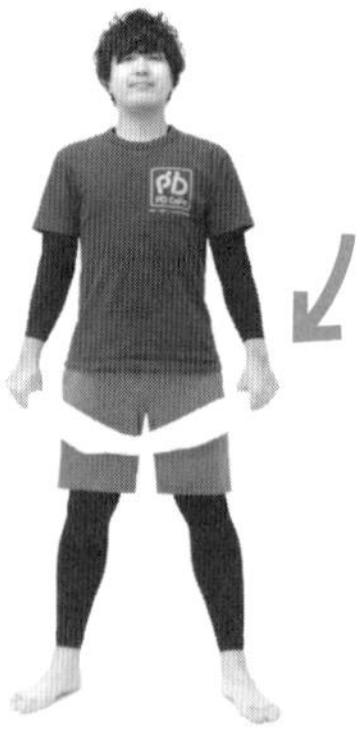

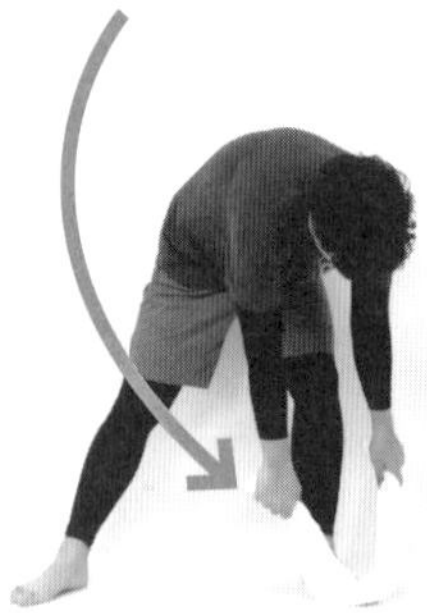

ポイント

つま先をタッチするくらいお辞儀ひねりながら伸びる

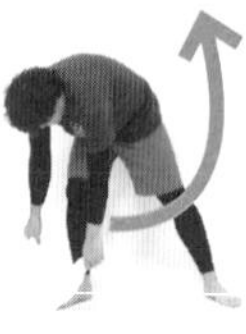

大きくひねる前に、つま先にタッチするくらいお辞儀しましょう。そして、反対側を向きながら体を大きくひねります。手はタオルが張る位置まで開き、上にしっかりと伸ばしましょう。

動画でチェック!

体のひねりは日常生活の様々なシーンで必要となる、重要な動きです。立ってのひねり運動が難しい場合は、座ってのひねり運動から始めてみましょう。

2 タッチしたつま先と反対方向へ体を大きくひねりながら手を伸ばしましょう。

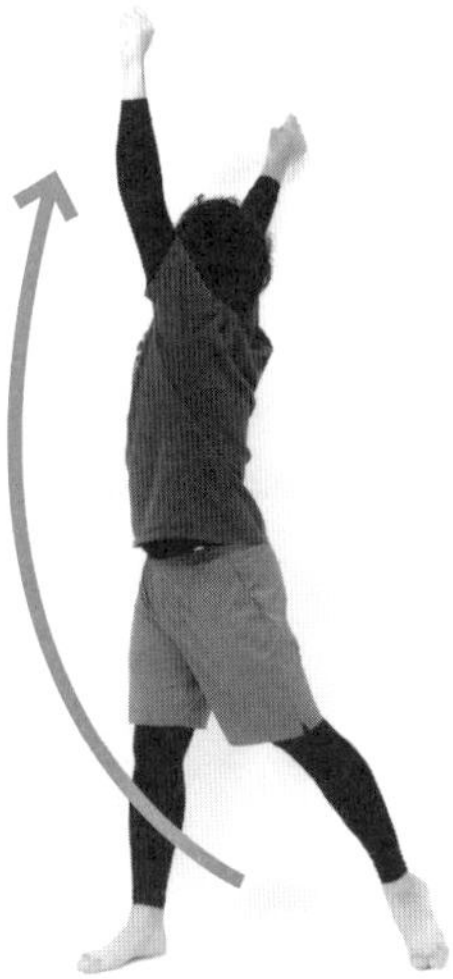

3 反対側も同様に行ないます。

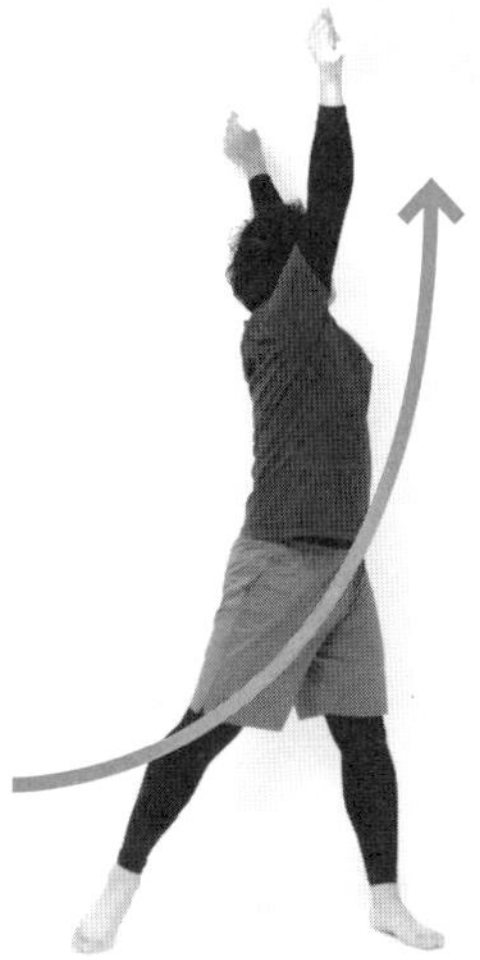

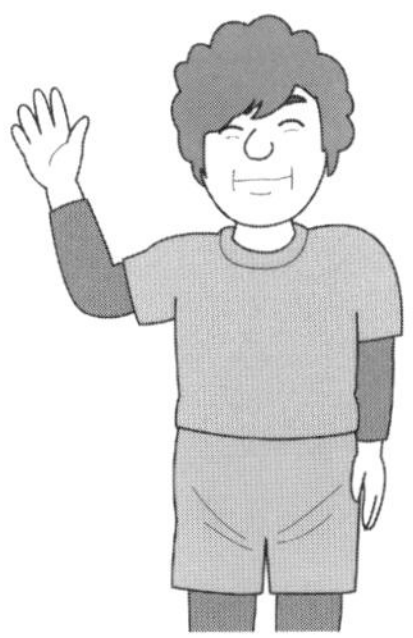

NG お辞儀をしっかりとしないで、ひねる時も手をあまり上げないと意味がなくなるので「しっかり、大きく」を意識してこの運動を行ないましょう。

COLUMN 5

仲間とのつながりが化学変化を起こす

PCのキータッチが遅い。マウスのカーソルが定まらない。マウスのカーソルが別の場所を指している。そうしたことを不審に思いながらも、医師の所へ向かったのは1年半ほど経過してからでした。

医師の診断結果は「パーキンソン病」。セカンドオピニオンの医師も「パーキンソン病」と判断。私は、医師から告げられた病名にショックを受けました。「パーキンソン病」は脳のメカニズムの不具合により、体の筋肉が緩やかに固縮してゆく病気です。毎日の固縮進行するレベルをマイナス軸として、リハビリ運動の効果をプラス軸とすると、正しいリハビリ運動を毎日継続し、プラス状態のグラフを維持しなければなりません。

「パーキンソン病」は難病の一つであり、根治療法が見つかっておりません。「PD Cafe」は、根治療法が確立するまでパーキンソン病患者をサポートする仲間組織であり、リハビリ運動を効率的かつ正しく進めるためのグループです。「PD Cafe」はパーキンソン病患者の横のつながりを助けます。そして何より、仲間組織の力は、化学変化を起こしてくれます。

S.K 診断8年

第5章

日常生活で
困る事への予防運動

日常生活で困る事への運動効果

日常生活と聞いて、みなさんは何を思い浮かべますか？

朝起きて顔を洗う、歯を磨く、トイレに行く、食事をする、お風呂に入るなど、ひとつひとつ挙げていったらきりがありません。

毎日、私たちは当たり前のように多くのことをしていますが、パーキンソン病が進行すると、こうした日常生活にも支障が出てきます。

この章では、日常生活において基本動作と言われる「寝返り」「床からの立ち上がり」「椅子からの立ち上がり」「歩行」に関して、これらをスムーズに行なうことに役立つ運動をご紹介します。

今はまだ症状が進んでいないからといって油断せず、予防のためにもぜひ取り組んでみて下さい。

「椅子から立ち上がるのが苦手になってきた」などと感じる場合は当該運動のページを見てみると、コツを掴むことができるでしょう。

寝返りのポイント

寝返りがうまくいかない人は膝を立てず、身体全体を一気に引っくり返そうとしがちです。なかなかうまくできない人は、次の方法を試してみて下さい。

①両膝を立てる
②寝返りを打つ方向へ膝を倒す
③倒した膝と同じ方向へ手を伸ばす

このような順番で行うと、スムーズに寝返りを打つことができます。

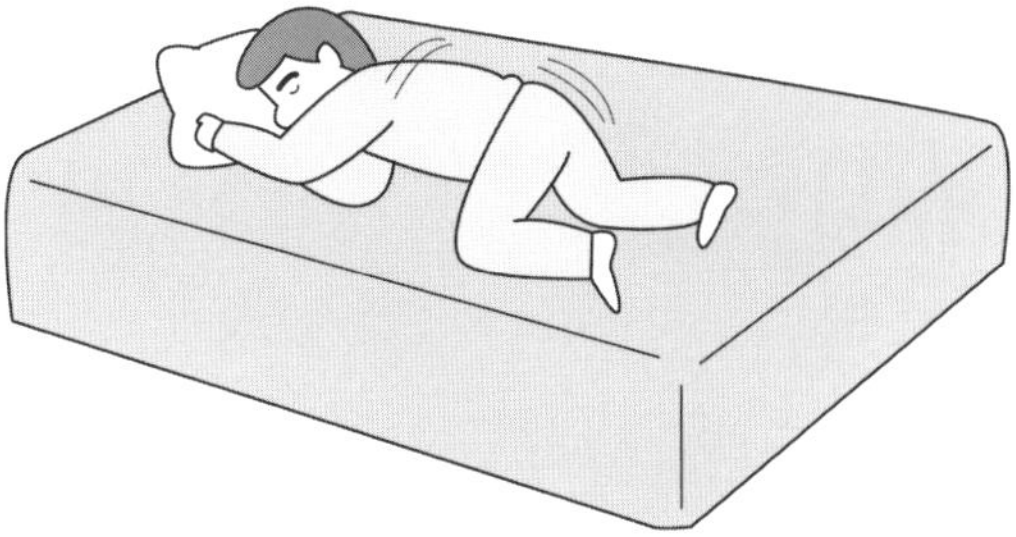

順番を意識して寝返りを試しましょう

床からの立ち上がりのワンポイント

普段、椅子ではなく床や座布団に座って生活している方や、布団で寝起きしている方は床から立ち上がる機会が多くなります。

この「床からの立ち上がり」が苦手になるとふらついてしまったり、場合によっては転んでしまうことも。特に、両足で一気に立ち上がろうとすると後ろへ転倒する危険性があるので注意しましょう。

スムーズに床から立ち上がるためのポイントは次の5つ。

①寝返りを打った後、四つ這いの姿勢になる
②膝立ちの姿勢になる
③片方の膝を前に出す
④前に出した膝に両手をつく
⑤後ろ足の指を立て、前かがみの姿勢のまま立ち上がる

このような順番で行なうと、うまく

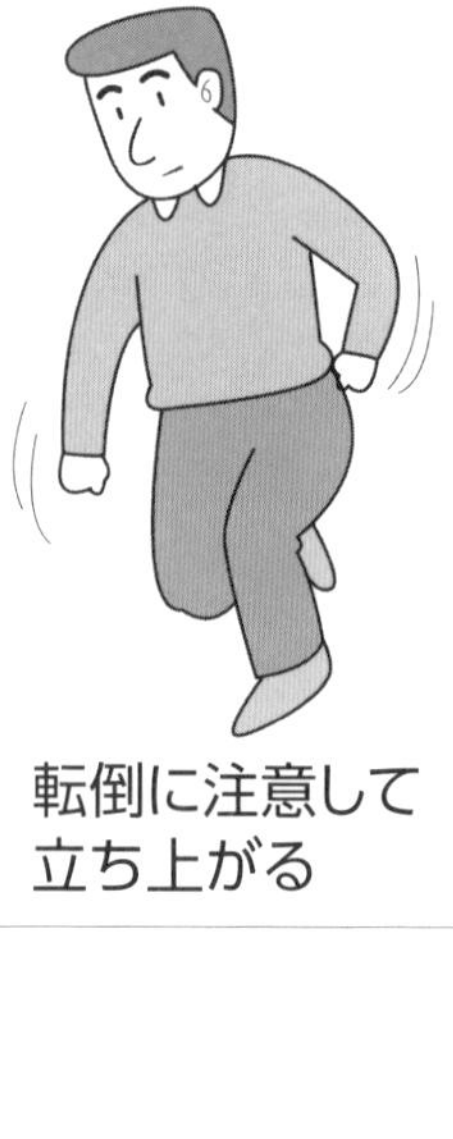

転倒に注意して
立ち上がる

立ち上がることができます。もし、この方法でも体が左右にぐらつき、転倒の危険性がある場合は、前か横に椅子を置き、掴まりながら行なうといいでしょう。

椅子からの立ち上がりのワンポイント

椅子から立ち上がる動きは様々な場面で使います。特にバスや電車に乗る機会が多い人は、素早く立ち上がれないと目的の駅で降りることができず、公共交通機関に乗るのが嫌いになってしまうかもしれません。

また、無理な立ち上がり方をしていると腰や膝を痛める原因になってしまいます。

そこでご紹介したいのが、次の方法。寝返りや床からの立ち上がりと同様に、椅子からの立ち上がりにもコツがあります。

①背筋を伸ばして座る
②お辞儀をする
③お尻を上げる
④体をまっすぐに伸ばしていく
⑤背筋を伸ばして立つ

　このような順番で行うと、スムーズに立つことができます。パーキンソン病の方が特に苦手としているのは①と②です。ここを集中的に練習すると椅子から立つ動きが非常に安定するので、頑張って取り組んでみましょう。

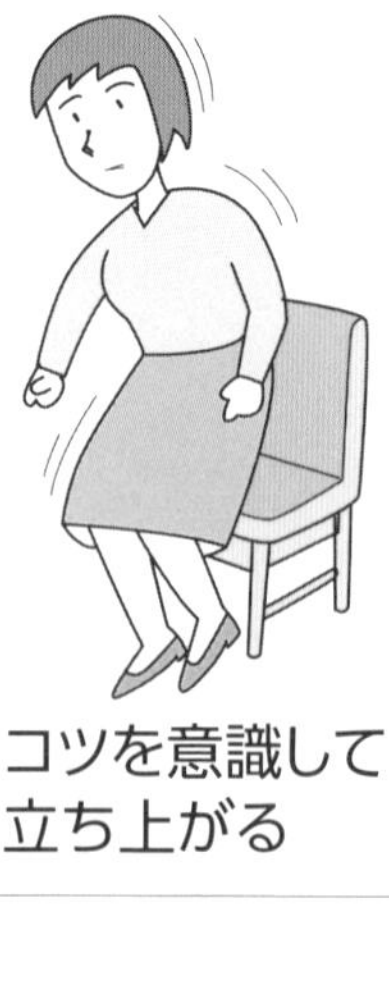
コツを意識して立ち上がる

歩行に役立つ運動

　歩くことは、日常生活の中で基本中の基本。しかし、パーキンソン病の歩行障害には「すくみ足」や「突進歩行」など、いろいろな症状があり、「歩くのが大変」という人はたくさんいます。

　歩きには、姿勢、バランス、筋力など様々な要素が詰まっています。その中でも、今回は重心移動についてご紹介します。

歩くためには、足を交互に前に出し続けなければいけません。足を前に出すためには、出したい足の反対側に重心を移動することが必要です。

この重心移動が不足していると、足の運びがぎこちなくなってしまいます。歩きにくさを感じる人は、この重心移動をしっかりと練習してみましょう。

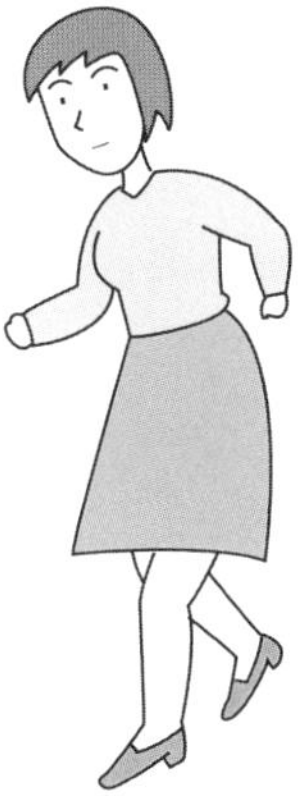

重心移動を
意識して歩く

椅子からの立ち上がりのワンポイント

動画でチェック!

立ち上がりは①良い姿勢で座る②お辞儀をする③お尻を浮かす④体を伸ばす⑤しっかり立つの5つに分解出来ます。①と②が不十分で立ち上がれない方が多いので特に意識しましょう。それでも立ち上がれない場合は筋力低下の可能性があります。

1 骨盤をしっかりと起こして背筋を伸ばした姿勢で座る。膝は90度以上曲げておく。

2 しっかりとお辞儀をする。角度が小さいと立ち上がる際に倒れやすいです。

3 お尻を浮かす。足腰にしっかりと力を入れましょう。

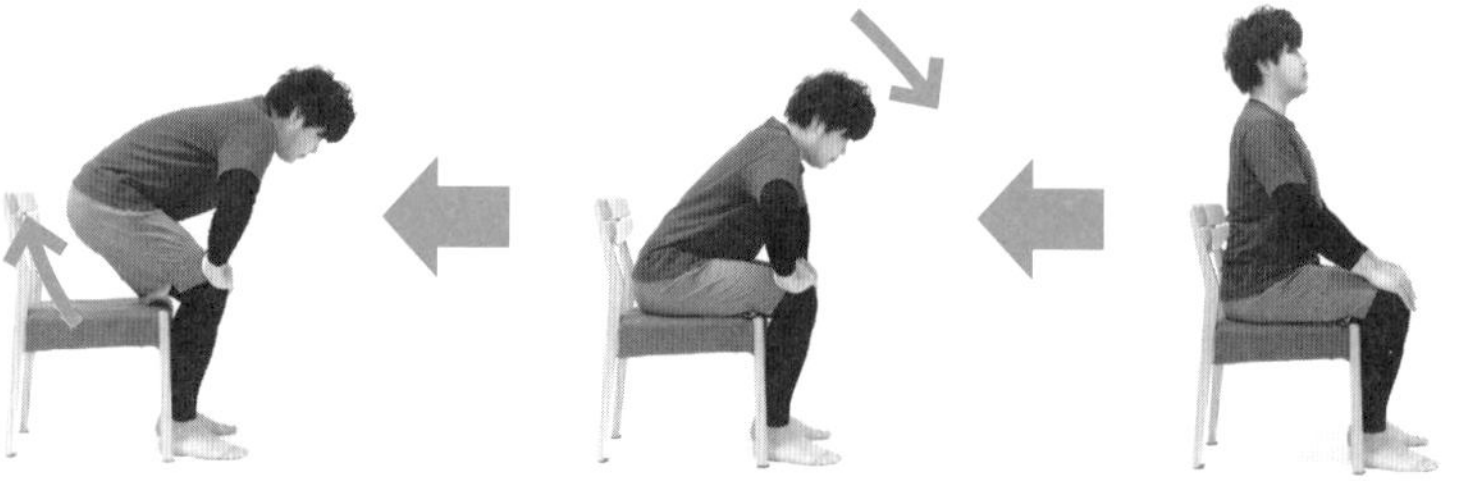

4 体を起こし、膝を伸ばしていきます。

5 お腹とお尻に力を入れ、しっかりと胸を張って立ちましょう。

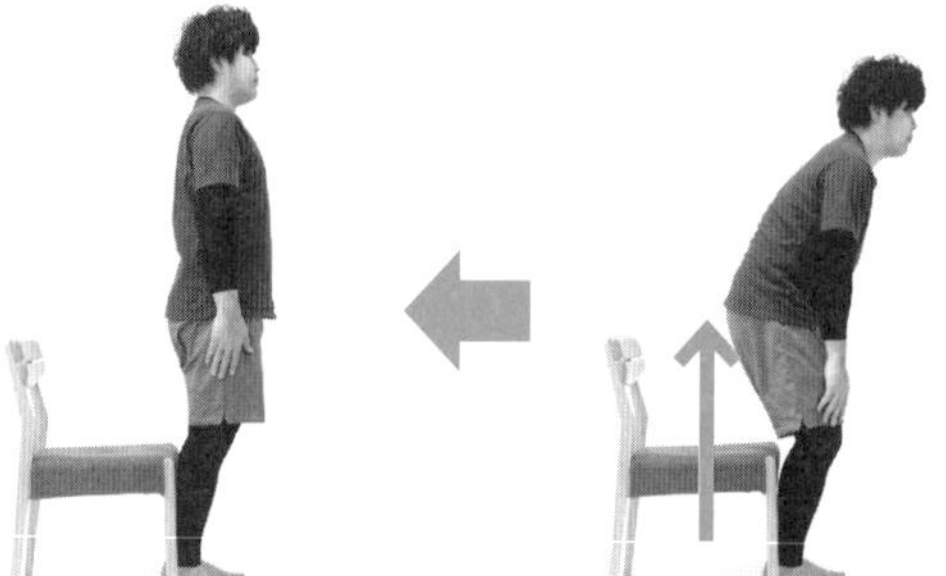

8-1

難易度	役立つ事柄	目安セット数	目標セット数
初級	立ち上がり	10回	回

椅子からの立ち上がりに役立つ運動①

動画でチェック!

立ち上がりが難しい原因は「猫背」などによって重心が後ろに残ってしまうことです。この運動で、正しい立ち上がり動作のイメージをつけると、スムーズに体が動くようになります。

始まりの姿勢 背もたれから少し離れてしっかりと背筋を伸ばして座ります。

1 両手を万歳して、背筋を伸ばしましょう。

2 手と体のラインは一直線のままお辞儀しましょう。

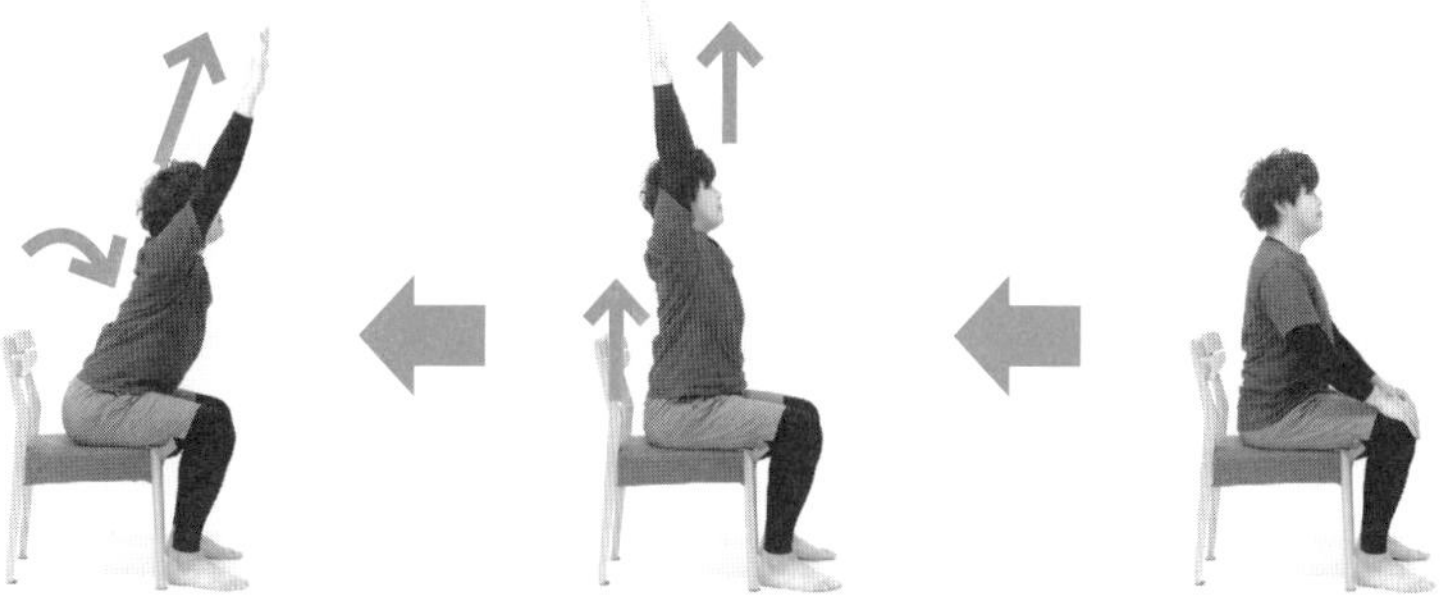

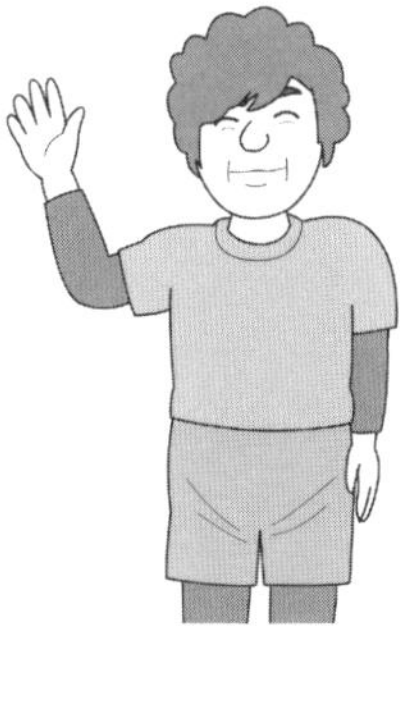

NG 猫背で中途半端に手を上げて体を倒しても効果的な運動にならないので注意しましょう。

難易度	役立つ事柄	目安セット数	目標セット数
初級	立ち上がり	10回	回

8-2 椅子からの立ち上がりに役立つ運動②

動画でチェック!

立ち上がりにくい方の多くは、お辞儀が浅い事が原因です。しっかりとお辞儀が身につくまで反復練習してみましょう。

1 背筋をしっかりと伸ばし、「フーッ」と大きく息を吐きながらつま先をタッチしてゆっくり戻ります。

始まりの姿勢 背もたれから少し離れてしっかりと背筋を伸ばして座ります。

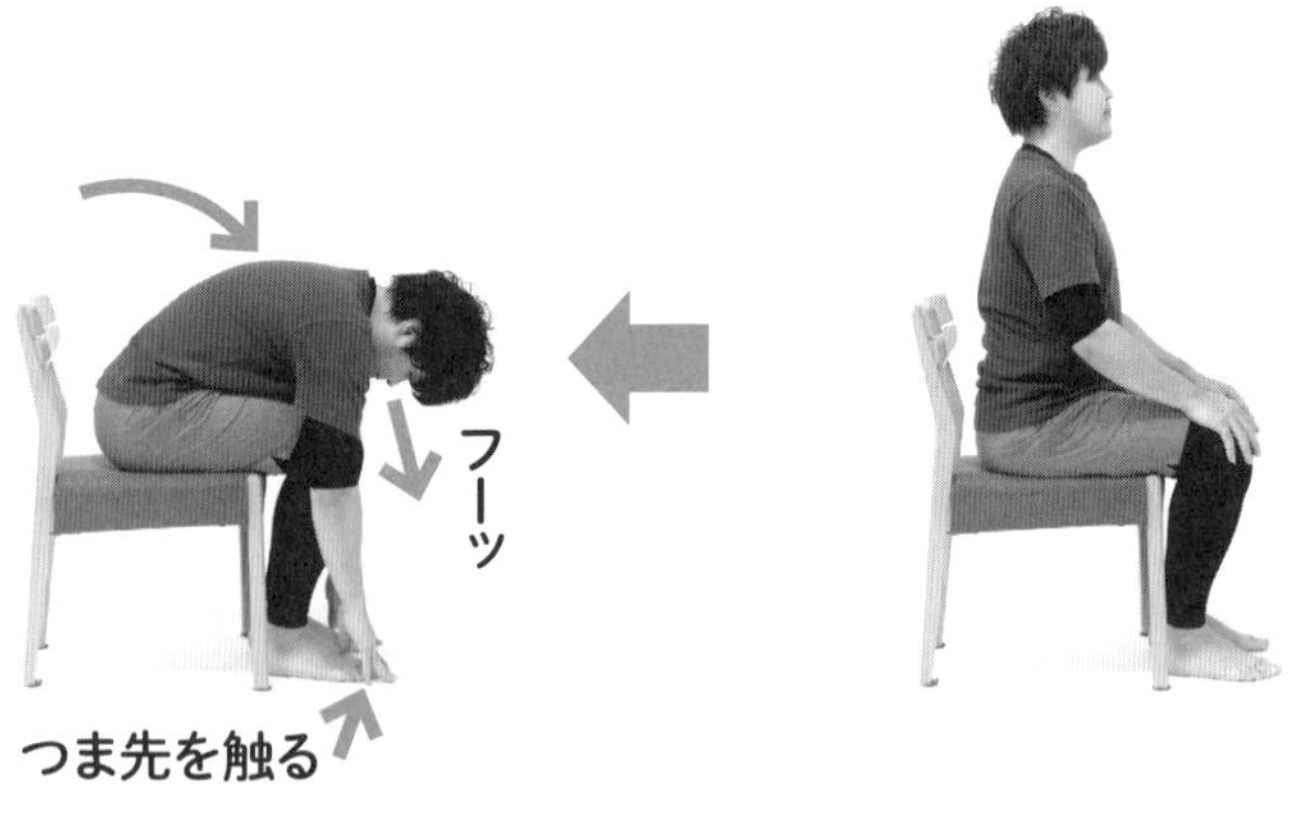

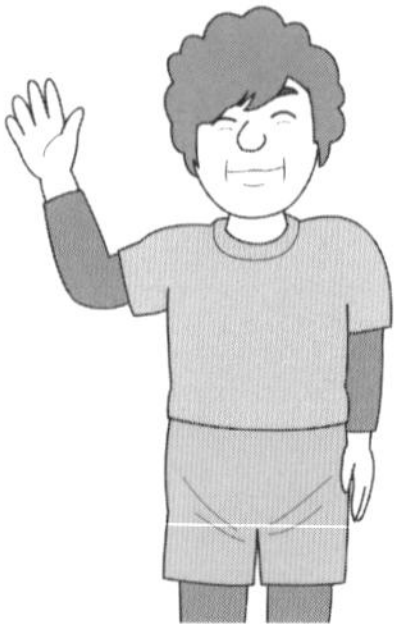

ポイント しっかりと背筋を伸ばして、深くお辞儀をしましょう。流れ作業のようになることなく、ひとつひとつの動作をきちんと意識しながら行うことが大事です。

8-3

難易度	役立つ事柄	目安セット数	目標セット数
初級	立ち上がり	10回	回

椅子からの立ち上がりに役立つ運動③

動画でチェック!

お辞儀がしっかりと出来るようになったら、今度はお尻が浮くところを意識してみましょう。足の筋肉に力が入っているのを感じながら行なうことが大事です。

始まりの姿勢 背もたれに寄りかからず、手は膝に置きます。

1 背筋をしっかりと伸ばして、お辞儀をします。

2 お辞儀をしたら、少しだけお尻を上げてキープしましょう。この時、足に力が入っていることを感じて下さい。

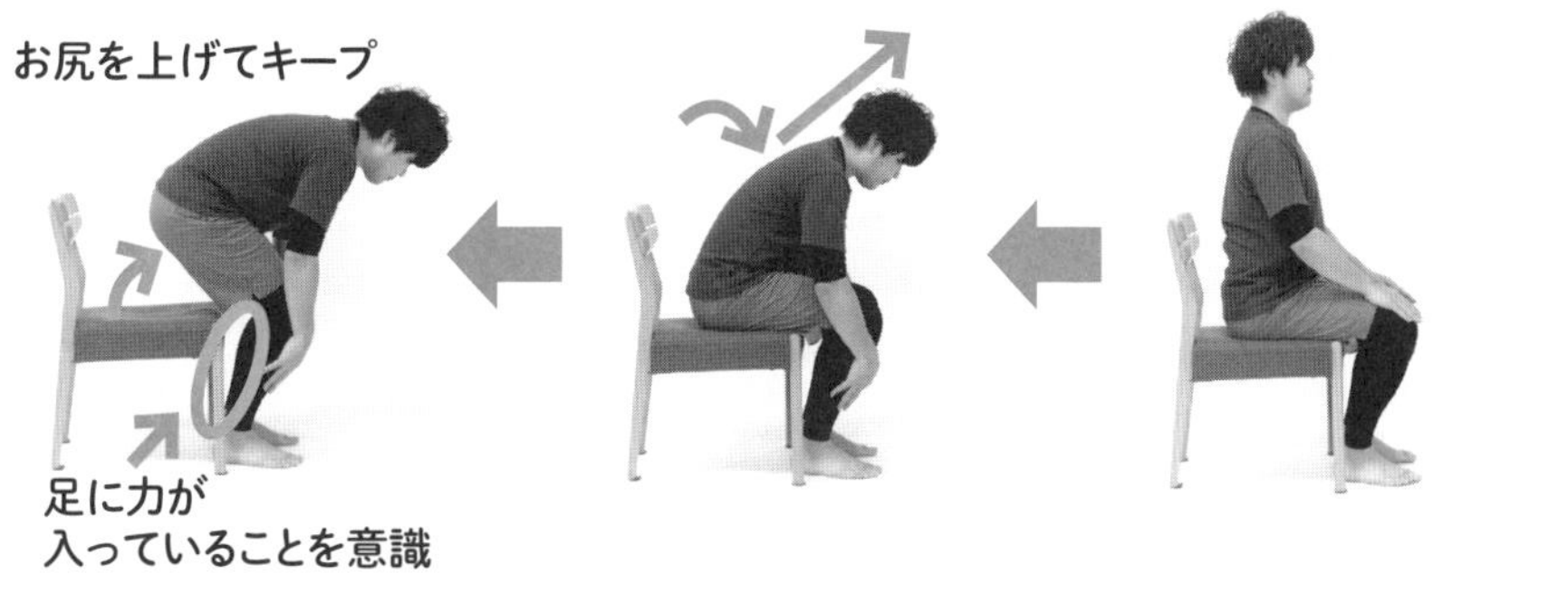
お尻を上げてキープ
足に力が
入っていることを意識

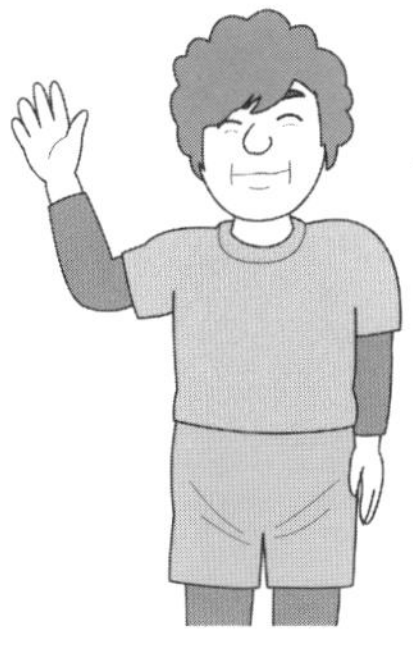

NG 猫背で、お辞儀が浅いとスムーズにお尻を上げられないので注意しましょう。

床からの立ち上がりのワンポイント

動画でチェック!

立ち上がりはとても大事な動作なのでしっかりと練習しましょう。四つ這い→膝立ち→足を一歩前→立ち上がるという順番で行いましょう。

1 座っている姿勢から後ろに大きく振り返りましょう。

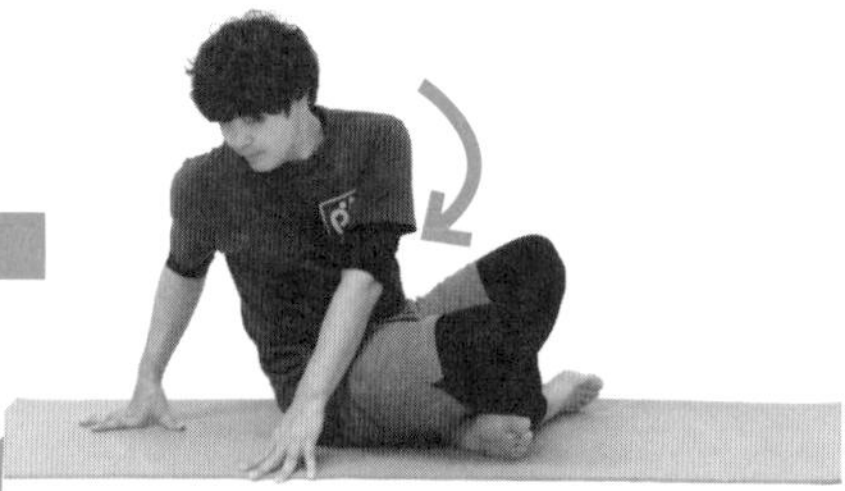

2 しっかりと四つ這いになりましょう。

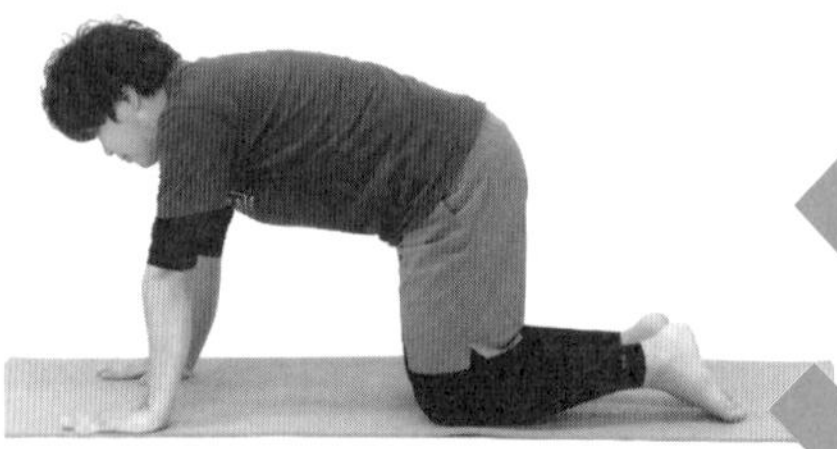

3 膝立ちの姿勢になります。この時、背筋をしっかりと伸ばしましょう。

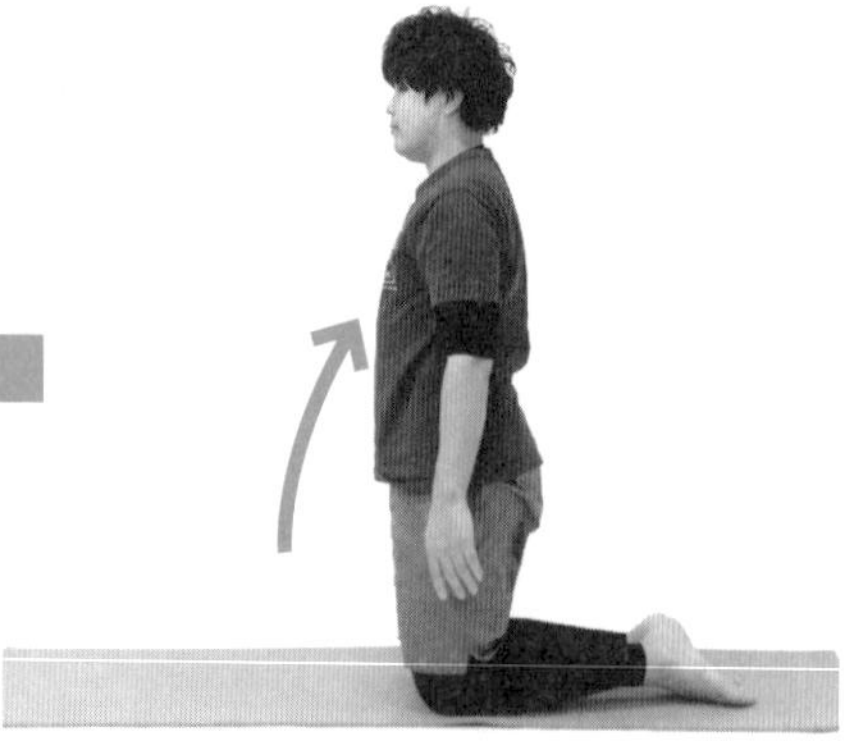

4 足を大きく一歩前に出しましょう。出した方の足の膝に手を添え、足に力を入れて立ち上がりましょう。

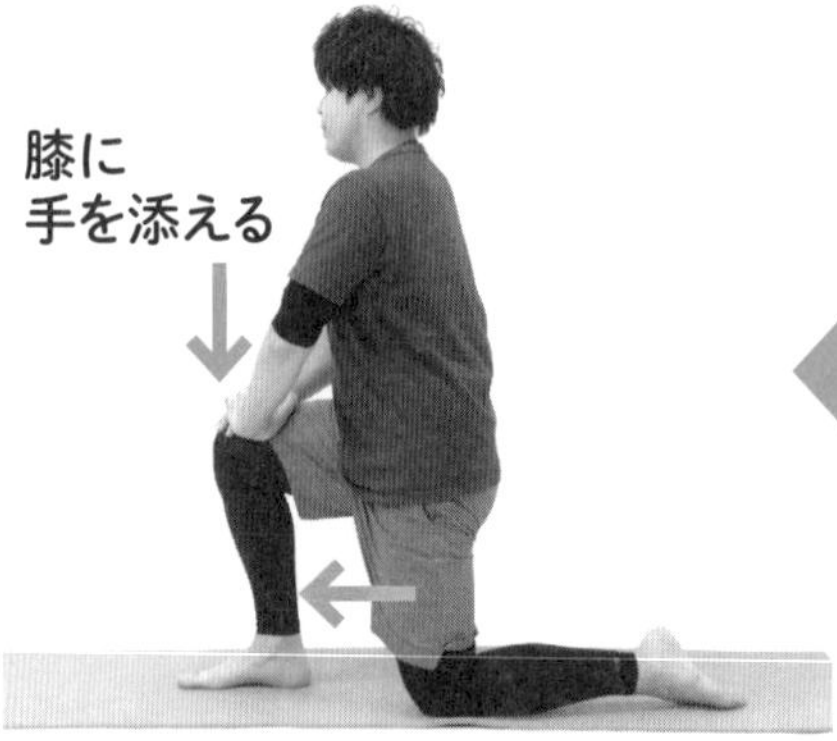

9-1

難易度	役立つ事柄	目安セット数	目標セット数
初級	立ち上がり	左右5回ずつ	回

床からの立ち上がりに役立つ運動①

動画でチェック!

座っている姿勢から四つ這いになるための運動です。体が思うようにひねられない方はひねりの運動から取り組みましょう。

始まりの姿勢 あぐらをかいて座り、背筋を伸ばします。

1 体をひねって振り返りましょう。この時、顔もしっかりと後ろを見ます。

2 反対側も同様に行いましょう。

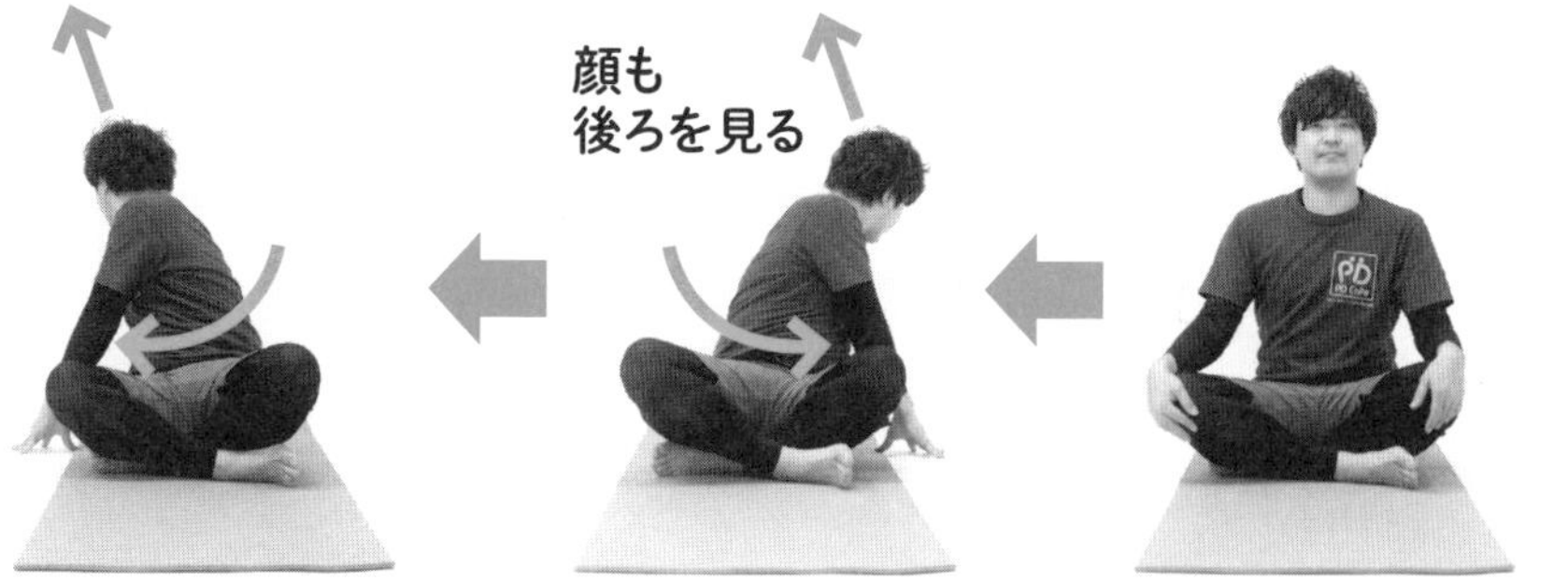

NG 体をひねらないで早くパパッと行っても意味がありません。大きくゆっくりと後ろを向きましょう。

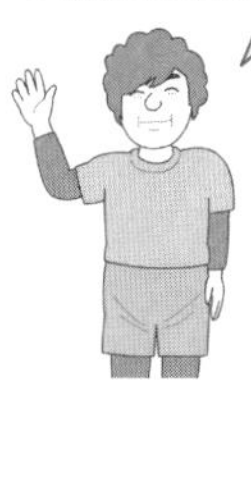

ポイント しっかりとひねる 顔も後ろを向く

体だけではなく、顔もしっかりと後ろを向くことを意識しましょう。

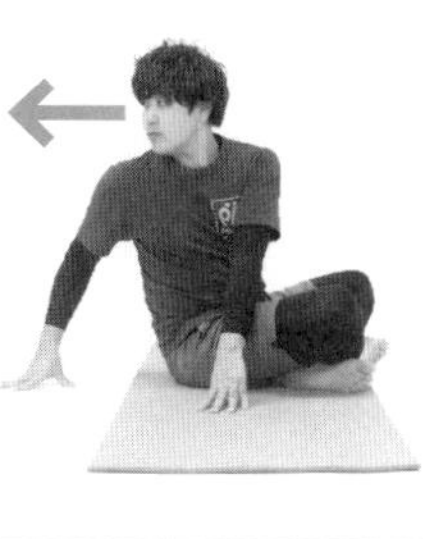

9-2

難易度	役立つ事柄	目安セット数	目標セット数
初級	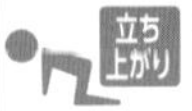	左右5回ずつ	回

床からの立ち上がりに役立つ運動②

動画でチェック!

四つ這いになれたら、今度は片方の足を一歩前に出す運動です。片足がしっかり出せるようになると、床からの立ち上がりがとてもスムーズになります。

始まりの姿勢 四つ這いの姿勢になります。

1 片方の足を一歩前に出しましょう。掛け声をつけると、足がより出やすくなります。

2 前に出した足を元の位置に戻します。左右交互に数回行いましょう。

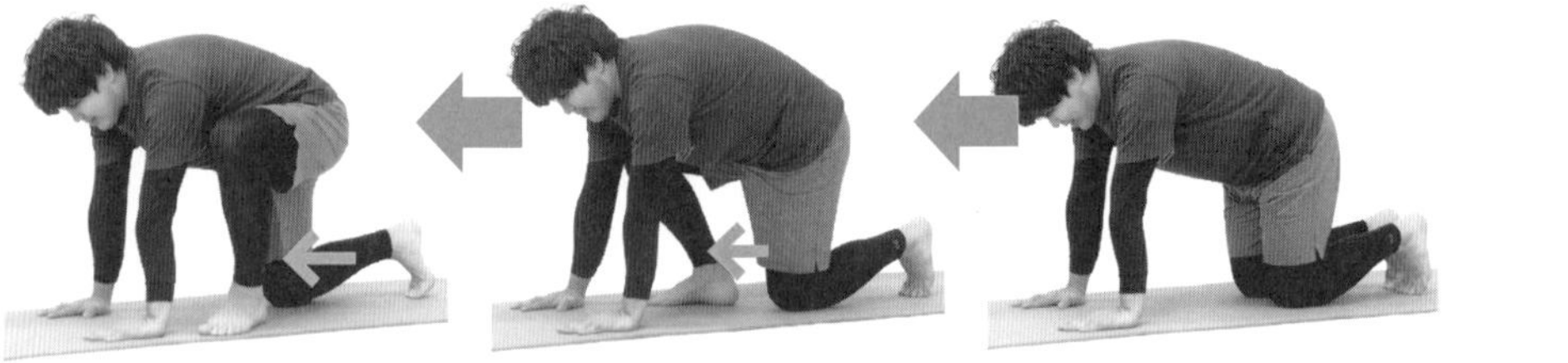

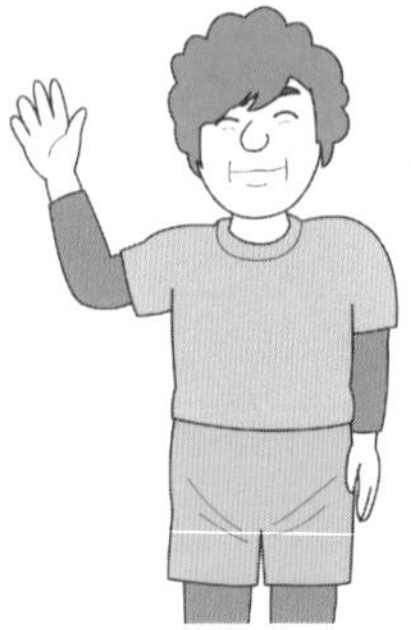

ポイント つま先を立てて、大きく足を一歩前に出しましょう。ここが小さいと立ち上がるのも大変になります。

9-3

難易度	役立つ事柄	目安セット数	目標セット数
中級	歩行	左右5回ずつ	回

床からの立ち上がりに役立つ運動③

動画でチェック!

立ち上がるためには、両足ではなく片足を一歩前に出すと安定します。この運動は立ち上がるために足をしっかりと一歩出す運動です。歩きの練習にも有効です。最初は椅子などに掴まりながら行ないましょう。

始まりの姿勢 膝立ちの姿勢になります。

1 背筋をしっかりと伸ばして片足を大きく一歩前へ出します。

2 踏み出した足を元の位置に戻します。左右交互に行いましょう。

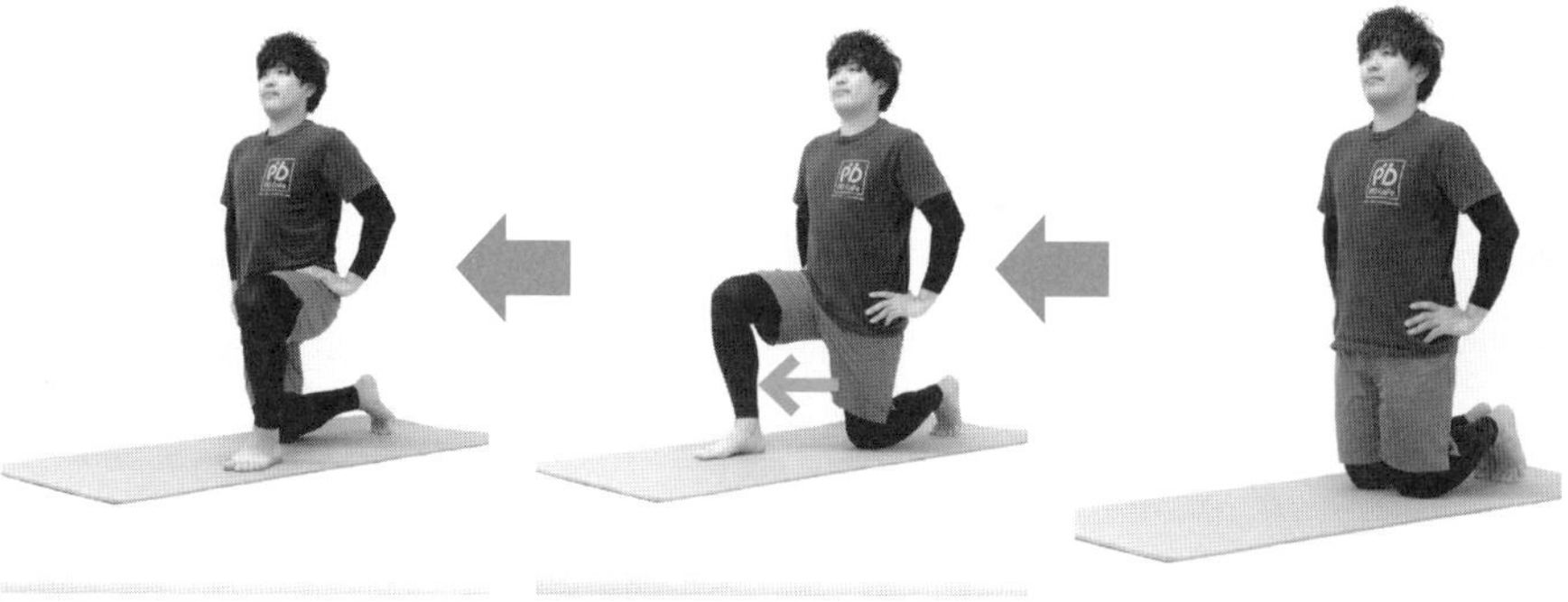

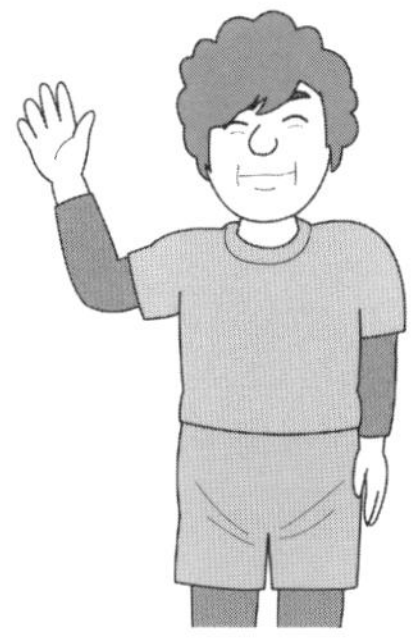

NG 猫背だと足を出しにくく、そして小さく足を出してしまいます。そうすると次の動作に繋がらないので注意しましょう。

歩行のワンポイント

動画でチェック!

左足を踏み出したい時、通常は右側に重心が移動します。左側に重心が乗っていると左足を上げることができません。スムーズに歩くコツは骨盤から左右へしっかりと重心移動させることです。

1 まっすぐに立ち、片側へ骨盤から重心を移動しましょう。上半身は真ん中に残すイメージです。

2 重心を移動したら反対側の足を上げましょう。素早くというよりは、ゆっくり3秒かけて足を上げます。

3 次に反対側へ重心を移動させます。この繰り返しです。ゆっくりと意識しながら全ての動作を行ってください。

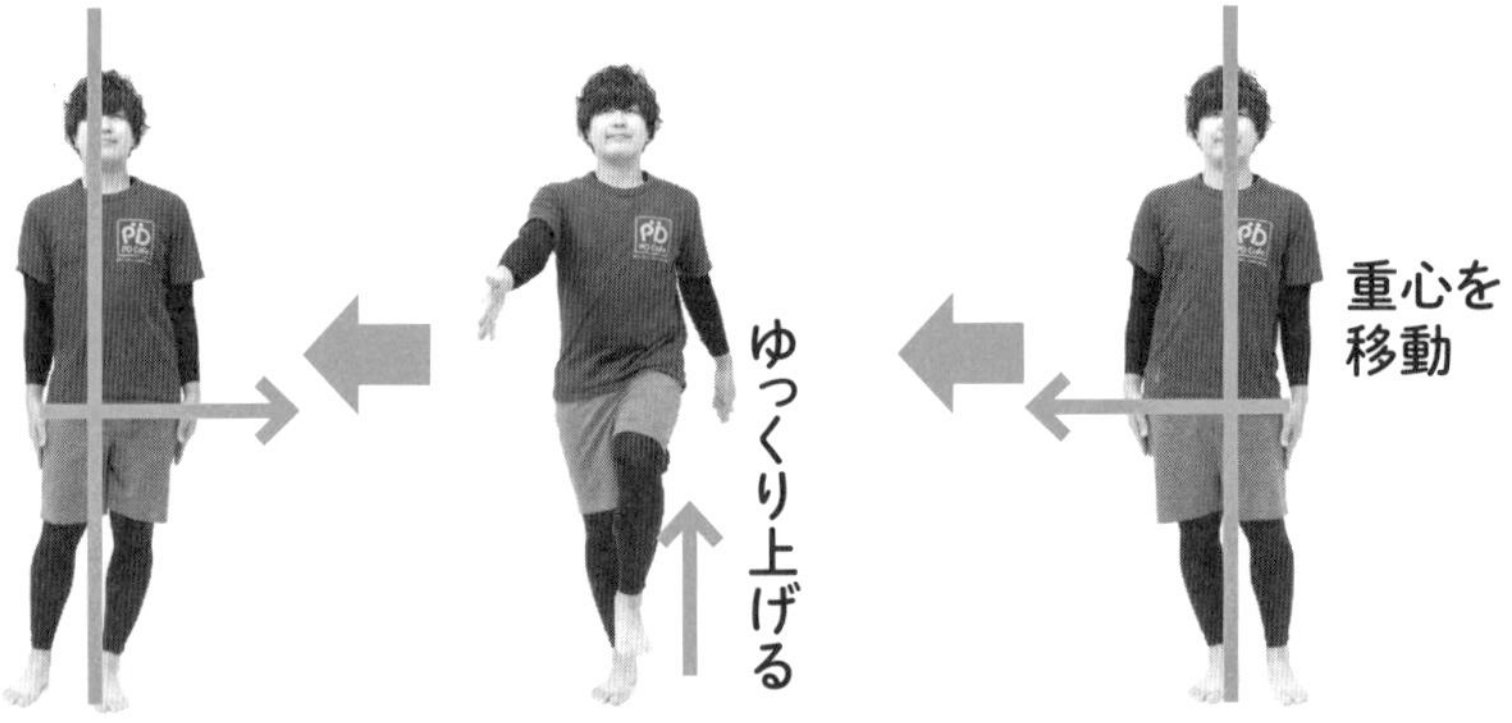

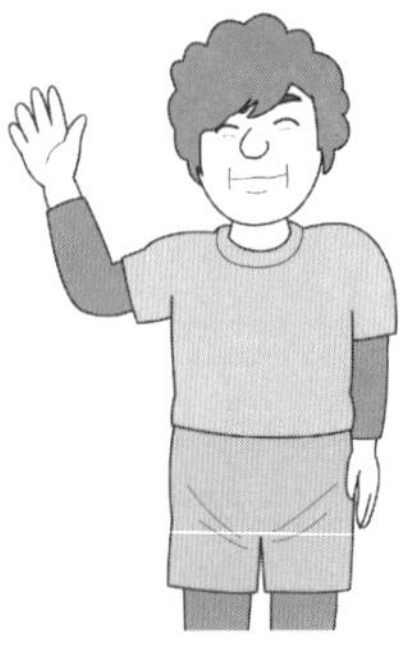

ポイント 出来れば鏡の前で行いましょう。上半身ではなく、骨盤から重心を左右に移動することを意識して下さい。

NG 重心をしっかりと移動していない状態で足を上げても意味がありません。また、上半身を傾けながら無理に重心移動させても、スムーズな歩きにはつながらないので注意しましょう。

10-1

難易度	役立つ事柄	目安セット数	目標セット数
初級	歩行	左右5回ずつ	回

歩行に役立つ運動①

動画でチェック!

立って行う重心移動が難しい方は、まずは膝立ちでのトレーニングから始めてみましょう。こちらも、骨盤からしっかりと重心を移動させます。

1 体は真ん中に残したまま、骨盤から重心を移動させましょう。

2 素早くやるのではなく、ゆっくり3秒かけて重心を移動させましょう。

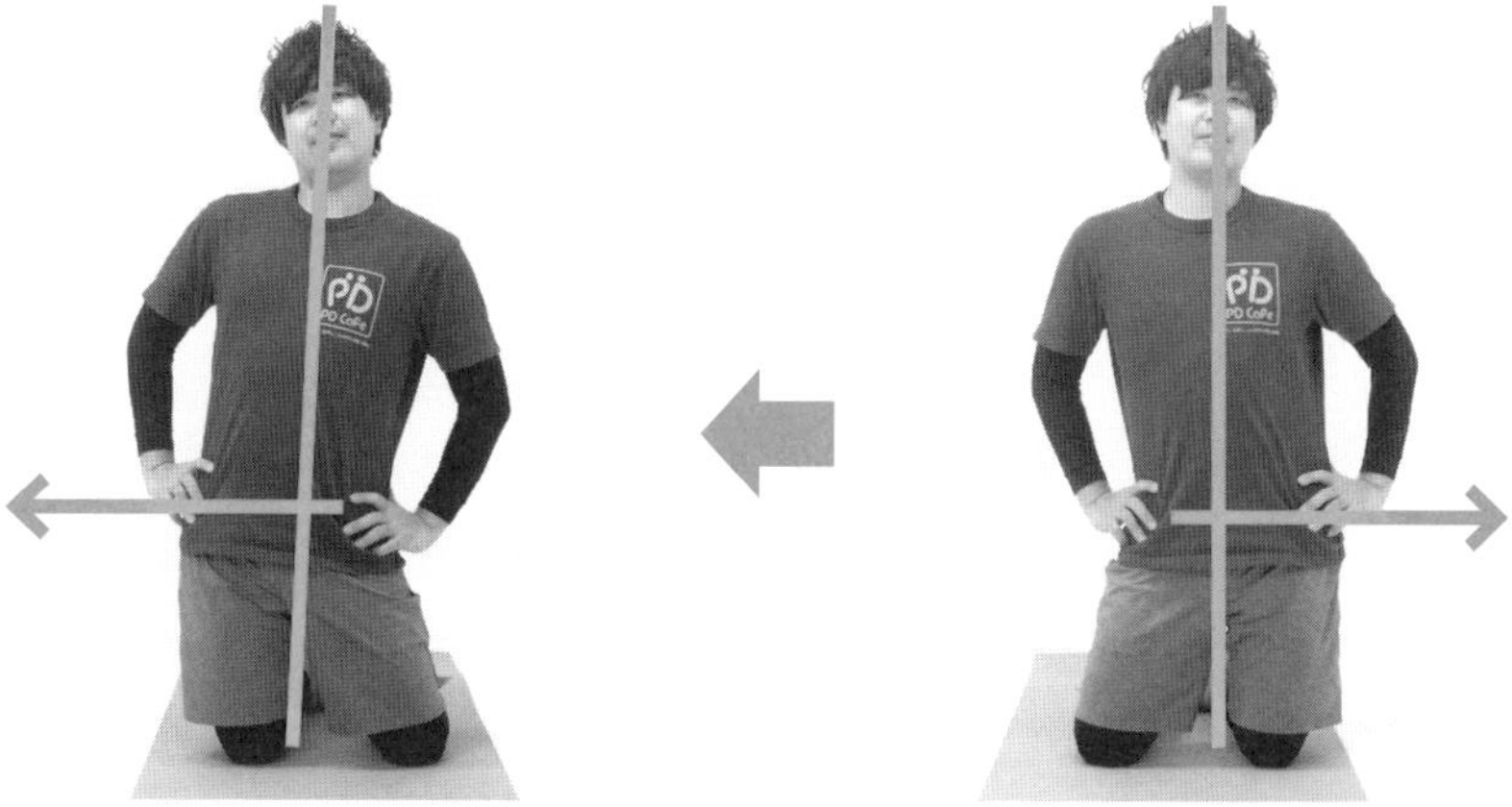

NG 重心移動しない 体が倒れる

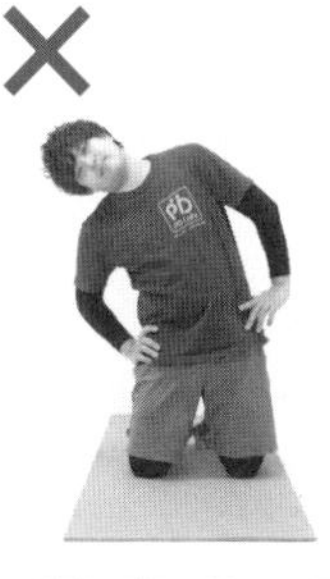

骨盤から重心移動しないと、この運動は効果がありません。また、体を横に倒しながら重心移動させると、正しい歩行姿勢とはかけ離れてしまうので注意しましょう。

10-2

難易度	役立つ事柄	目安セット数	目標セット数
中級	歩行	左右 5回ずつ	回

歩行に役立つ運動②

動画でチェック!

膝立ちでの重心移動に慣れたら、そこから足を前に踏み出し、手を振り上げましょう。この時に重心移動がうまく出来ていないと、足を前に出すのが難しく感じるはずです。

1 しっかりと骨盤から重心移動をしましょう。

2 重心をしっかりと移動出来たら、足は一歩前へ、手は振り上げてしっかりと伸ばしましょう。

3 反対側も同様に重心移動を意識して行いましょう。

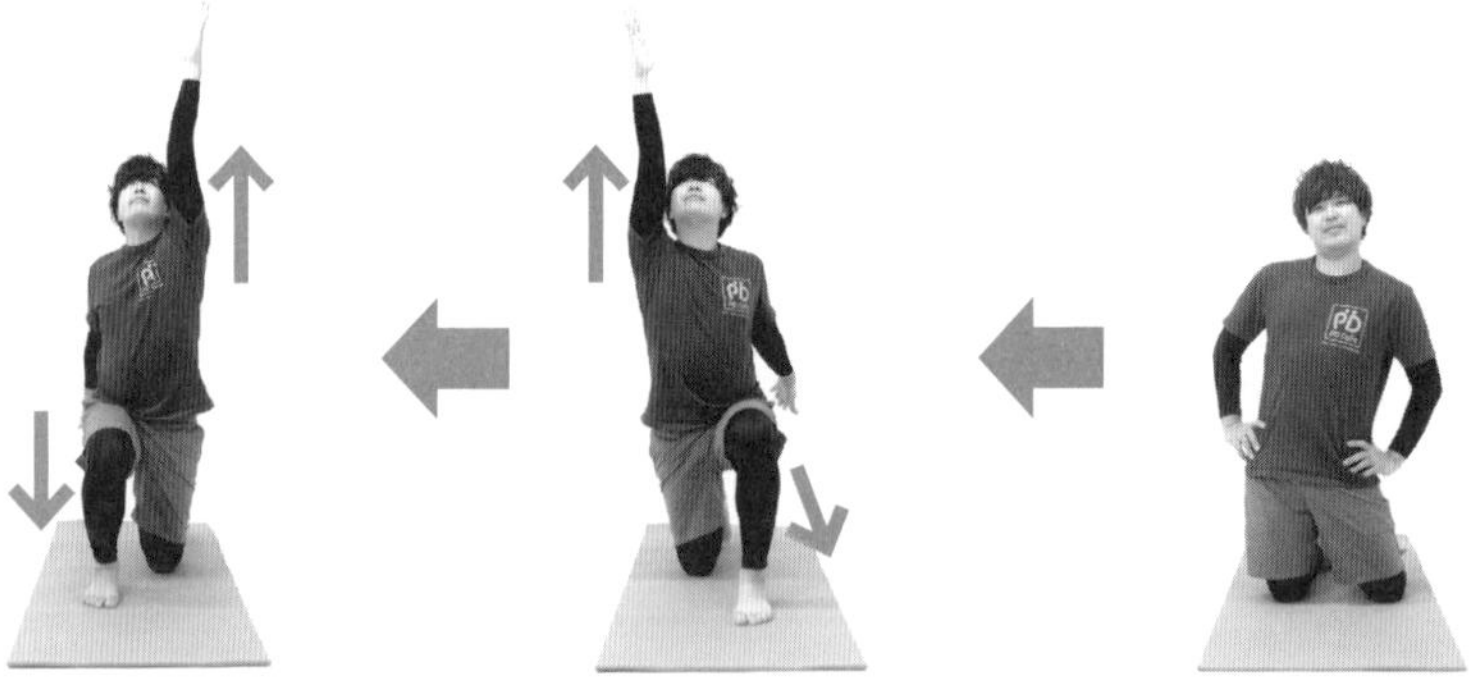

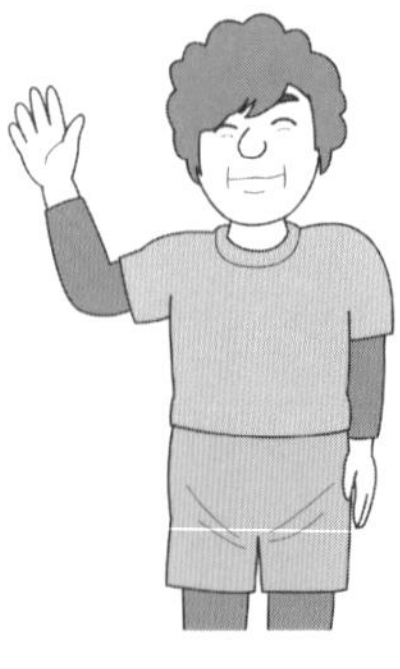

ポイント 手足の動きに意識が向きがちですが、最も大事なのは重心移動です。足は引きずることなく、前に踏み出しましょう。

NG 実際は重心移動をしなくても足を踏み出すことはできますが、それでは正しい歩き方にはつながりません。一つひとつの動きを「ゆっくり、大きく」と意識して行いましょう。

寝返りのワンポイント

動画でチェック!

寝返りが苦手な方は、体をひねる運動を行いましょう。立てた膝を倒すのに合わせて同じ方向へ手を伸ばすと、スムーズに寝返りが打てるようになります。

1 寝返りを打つ方向へ手を伸ばしつつ、一緒に膝を倒しましょう。

始まりの姿勢 まずは膝を立てて仰向けになります。両手は広げた状態に。

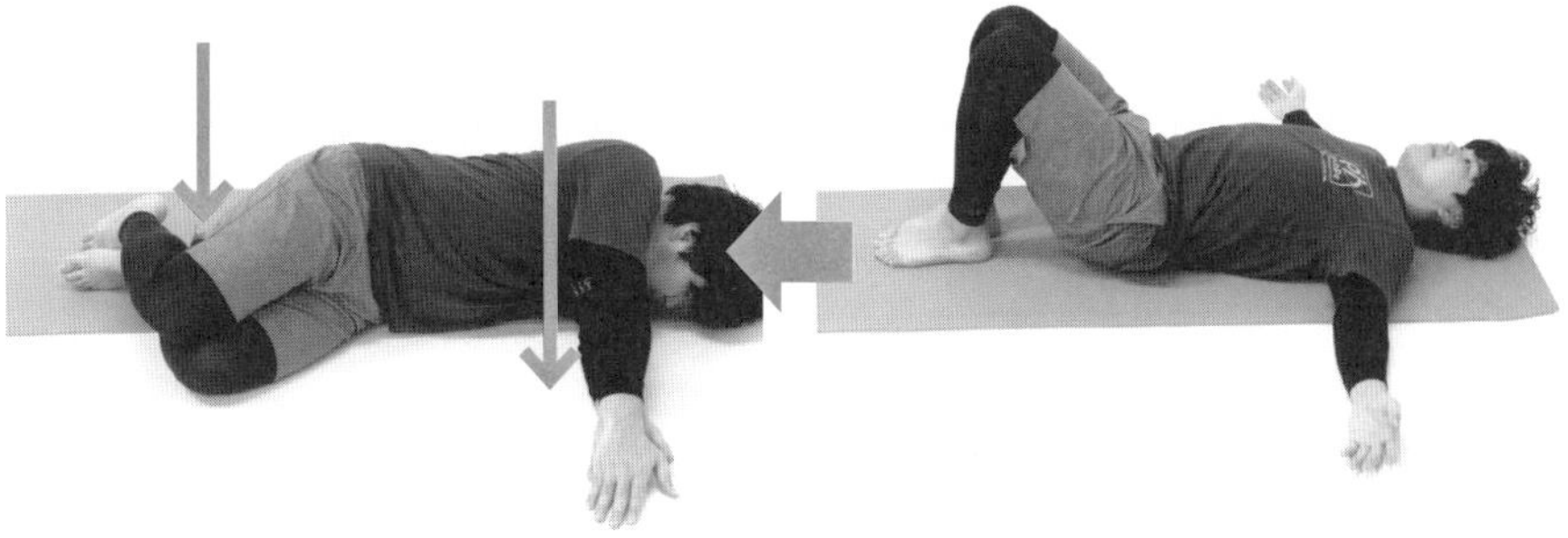

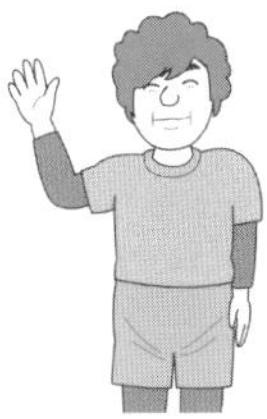

NG 膝を立てずに足を伸ばした状態では、手を伸ばしても下半身がうまく回らず、スムーズに寝返りを打つことができません。

11-1

難易度	役立つ事柄	目安セット数	目標セット数
初級	寝返り	左右5回ずつ	回

寝返りに役立つ運動①

動画でチェック!

寝返る時に大事な運動です。お腹の力を使って寝返るために必要な運動になります。お腹にも力が入っているのを感じながらひねって下さい。

1 膝を倒さずに上半身だけひねりましょう。大きくゆっくり行って下さい。

始まりの姿勢 膝を立てて仰向けに。手を開いた姿勢になります。

膝は倒さない

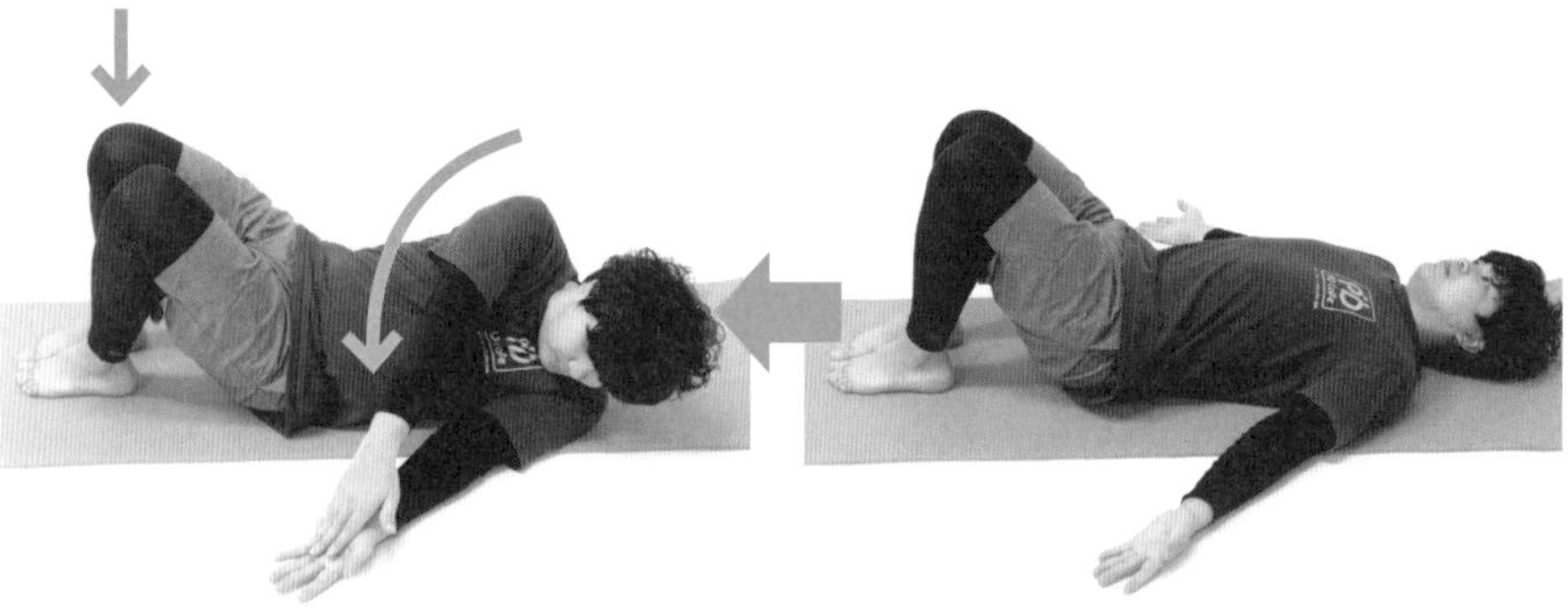

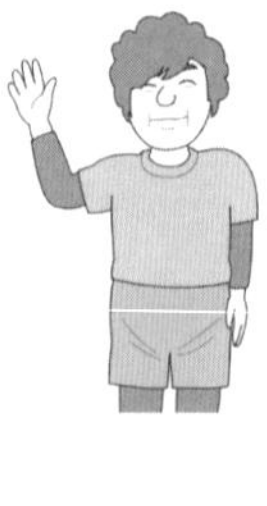

NG 体をひねる際に膝が一緒に倒れるとこの運動の意味がなくなってしまうので注意しましょう。

11-2

難易度	役立つ事柄	目安セット数	目標セット数
初級	寝返り	左右5回ずつ	回

寝返りに役立つ運動②

動画でチェック!

上半身と下半身を連動させて寝返りを打つ練習です。「寝返りに役立つ運動①」で練習した手の動きに、膝を倒す動きを加えましょう。

始まりの姿勢 両手を開いて寝転がり、膝を立てます。

1 寝返りを打つ方向へ勢いよく手を伸ばし、同時に膝を倒します。

2 上の手(※写真の右手)は、下の手(※写真の左手)よりも遠くまで伸ばすことを意識しましょう。

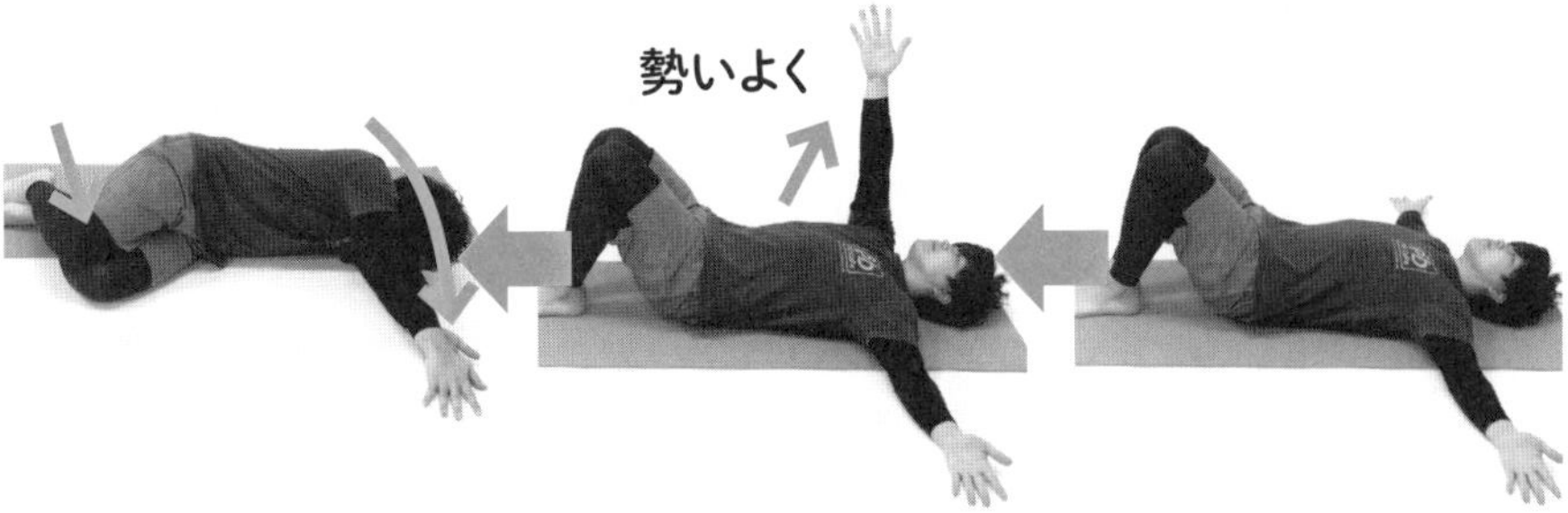

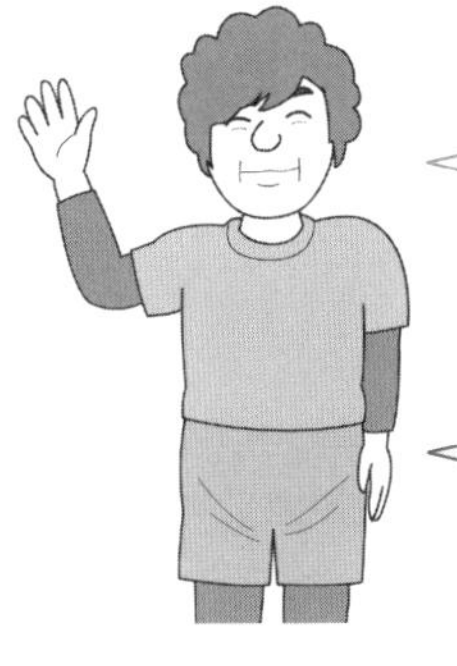

ポイント 手の勢いに引っ張られる形で上半身と下半身が連動するイメージです。全身を使って、大きく寝返りを打ちましょう。

NG ゆっくりと手を伸ばしたり、小さな動きでは勢いが足りず、うまく寝返りを打てません。大袈裟なくらい大きな動きをしてみましょう。

11-3

難易度	役立つ事柄	目安セット数	目標セット数
初級	寝返り	左右5回ずつ	回

寝返りに役立つ運動③

動画でチェック！

寝返りを打つ時に必要な「下半身のひねり」の練習です。膝を倒す際の下半身の動きを覚えましょう。ストレッチではなく、ひねりの練習なのでテンポよく大きくゆっくり左右へ倒しましょう。

始まりの姿勢 仰向けの状態から両手を広げ、膝を軽く立たせます。

1 背中が浮かないように両手で床を押さえ、膝を大きくゆっくりと倒していきます。

2 反対側も同じように行ないます。しっかり膝を床につけゆっくり大きく動かしましょう。

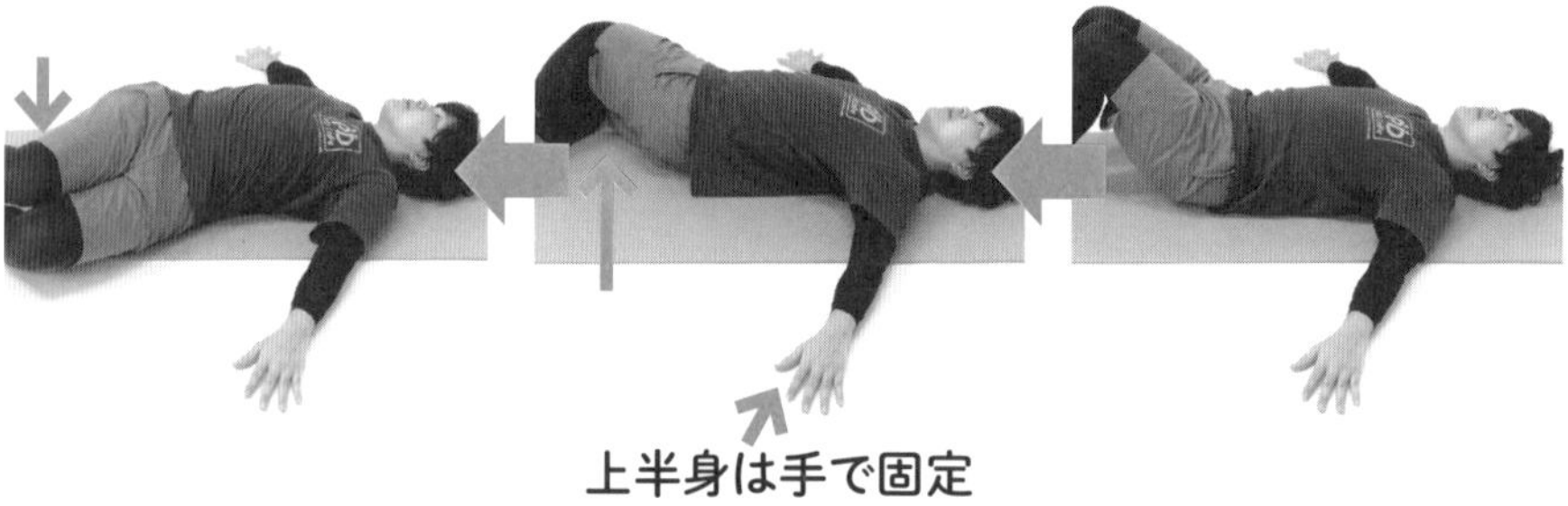

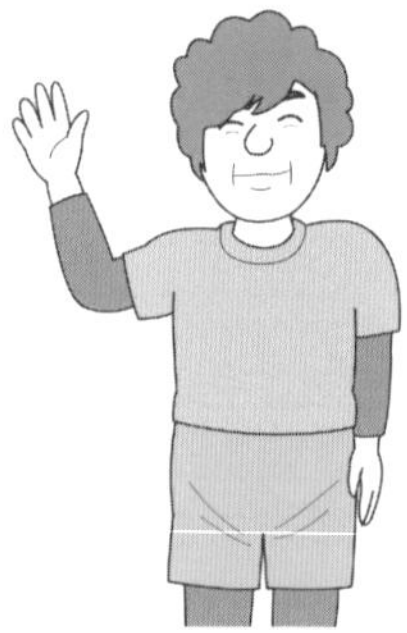

ポイント この運動の目的は下半身をひねること。両手で床を押さえ、上半身が天井を向いたままにすることで下半身のひねりを感じられるようになります。

11-4

難易度	役立つ事柄	目安セット数	目標セット数
中級	寝返り	左右 5回ずつ	回

寝返りに役立つ運動④

寝返りを打つ際に必要な全ての動きを練習します。少し大袈裟なくらい大きな動きを反復練習すると、日々の何気ない動きにも「ゆっくりと大きく」という意識が生まれます。

動画でチェック!

1 両手を広げ、足も肩幅に開きます。

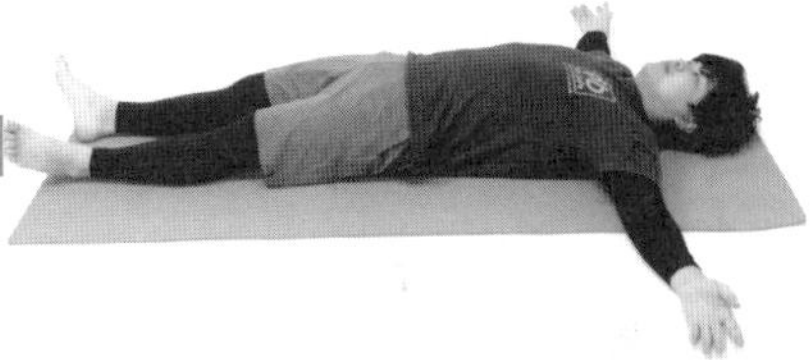

2 足を大きく上げます。

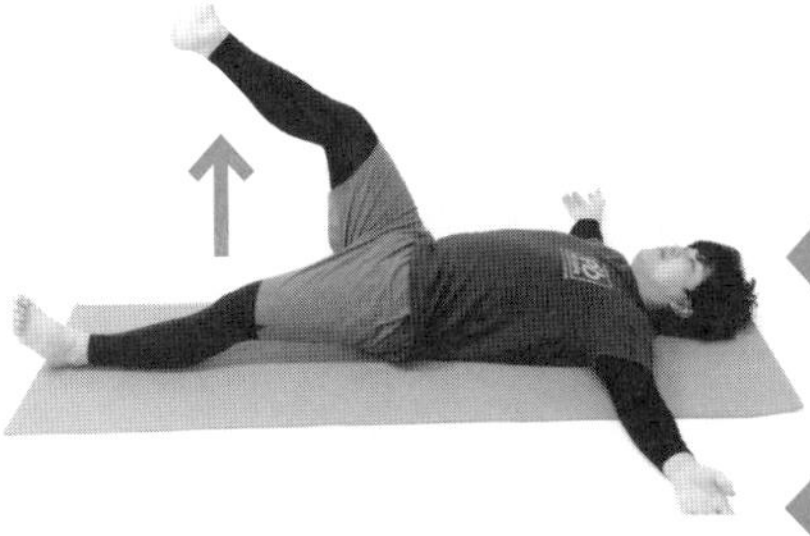

3 寝返る方向に足を大きく倒しましょう。大げさなくらいつま先を遠くに倒します。

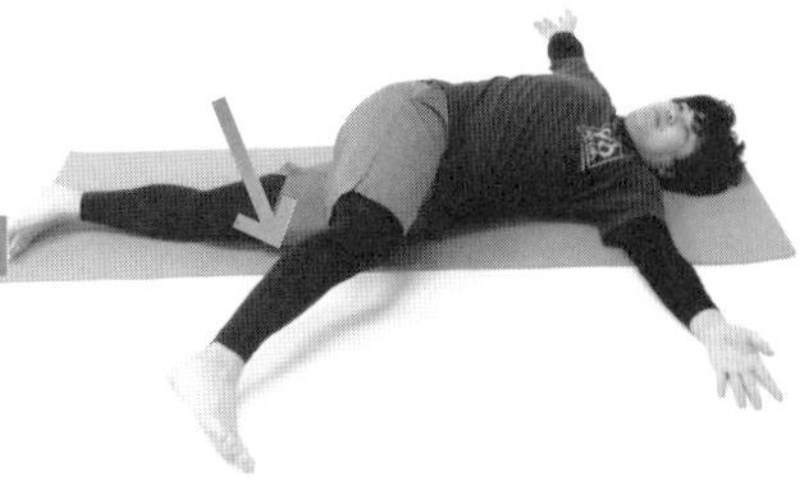

4 足を倒す際の反動を活かして、手も同じ方向へと大きく伸ばします。

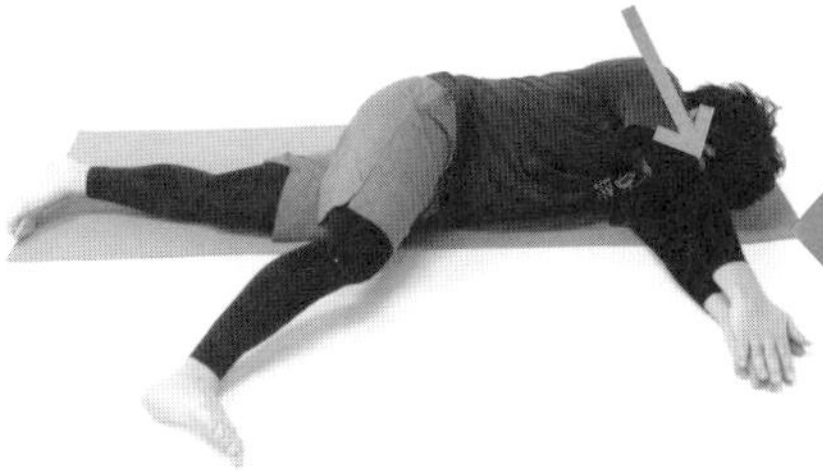

COLUMN 6

運動と仲間の重要性

私は2006年にパーキンソン病と診断され、今年で16年目になります。

13年目に入った頃から足がすくみ出し、何をするにもかつての倍以上の時間がかかり、もう家族や友達とテニスも旅行も出来なくなると落ち込んでいました。

ところが2020年1月、そんな私の人生を変える友人との出会いがありました。その友人を通して知ったオンライン運動コミュニティは、地方に住んでいる私でも理学療法士さんの的確なアドバイスを受けることができたのです。やがて、崩していた体調も改善し、再びテニスをすることが出来るようになりました。こうしたコミュニティで、何でも話せる大切な友人が少しずつ増えました。

この先、たとえ病が進行しようとも、諦めないで前を向いて歩いていける!　そんな気がしています。

私を支えてくれている家族や周りの友人・知人、そしてこのような場を提供し、サポートしてくださる小川代表はじめ、スタッフの皆様、そして同じ病でつながった友人たちに改めて感謝します。

H.T 診断16年

第6章

繋がりの大切さ

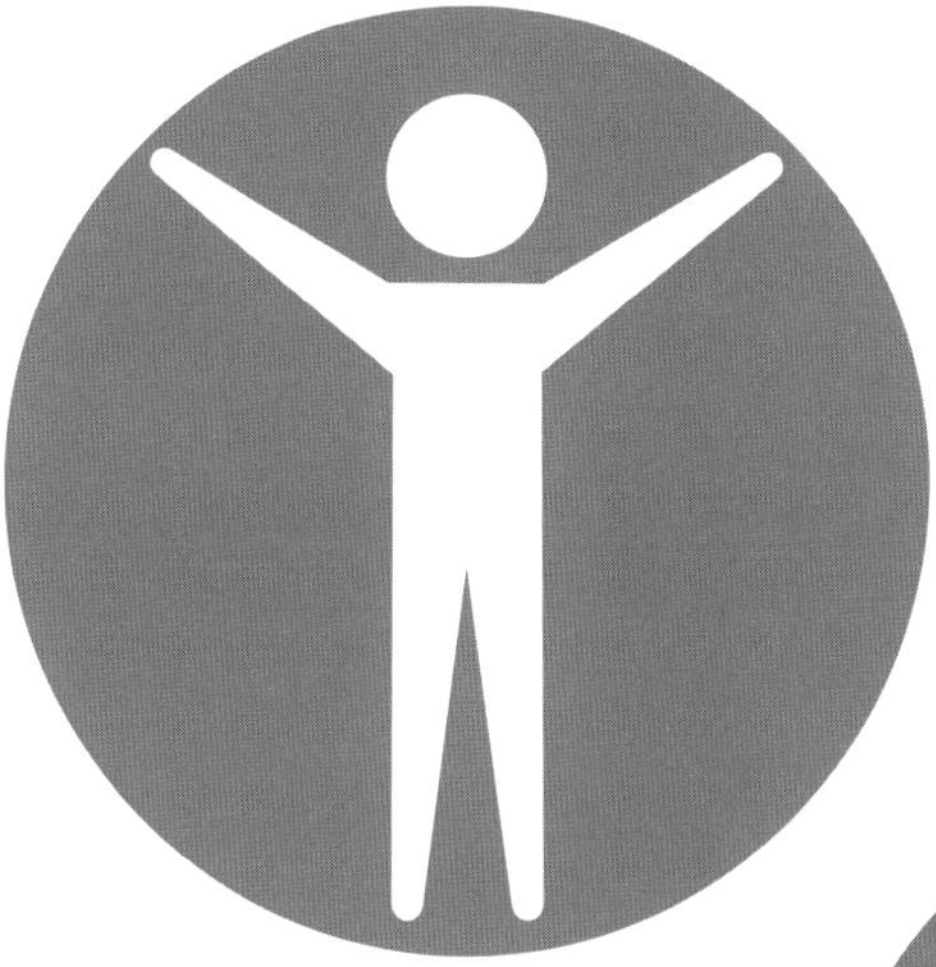

1人じゃない、仲間がいる

パーキンソン病と診断された人は、家族や職場をはじめ、所属しているコミュニティで疎外感を感じる場合があります。

大きなショックを受け、心の整理がつかず、2～3ケ月ほど部屋に引きこもったという人の話も一つや二つではありません。

つらい出来事に遭遇した時は、同じ境遇の人と繋がりを持つことが大事。苦労や痛みを分かち合える理解者ができれば、気持ちが少し楽になり、前を向きやすくなります。むしろ、理解者ができたことで、元のコミュニティに戻れたという人もいるくらい「繋がり」は大切なのです。

長寿の研究の結果によると、長寿の要因は「適度な運動をする」「タバコを吸わない」「お酒を飲まない」といった項目を抑え、「仲間との繋がりを持つ」が堂々の1位。

2019年に発表されたパーキンソン病の追跡調査結果では、パーキンソン病の進行を遅らせる要因の一つに「1日30分、週6日の運動」が挙げられ、逆に症状を進行させる要因の一つが「孤独」となっていました。

こうした調査結果からも分かるように、同じ境遇の人と繋がることやもともと所属していたコミュニティに復帰することがとても重要なのです。

私たち「PD Cafe」では、2013年から「運動の周知」と「繋がりのきっかけ作り」をテーマに掲げてきました。

パーキンソン病との診断が出て3ケ月後、家族に連れられて私たちの運動教室に来た人は当初、とても不安げな様子でしたが、同じ境遇の人と出会ったことで「もう一人じゃないんだ」と気づき、表情が一気に明るくなったのです。運動を終え、帰って行く後ろ姿は、来た時とはまるで別人のようでした。

私たちは、こうした人をたくさん見ています。そのたびに思うのが、人と人との繋がりはとても大切だということ。

あなたが今孤独を感じているのなら「大丈夫、あなたは一人じゃない。仲間がいます」。「PD Cafe」の他にも全国パーキンソン病友の会など様々な患者団体があります。ぜひこの機会に繋がりを求めてみて下さいね。

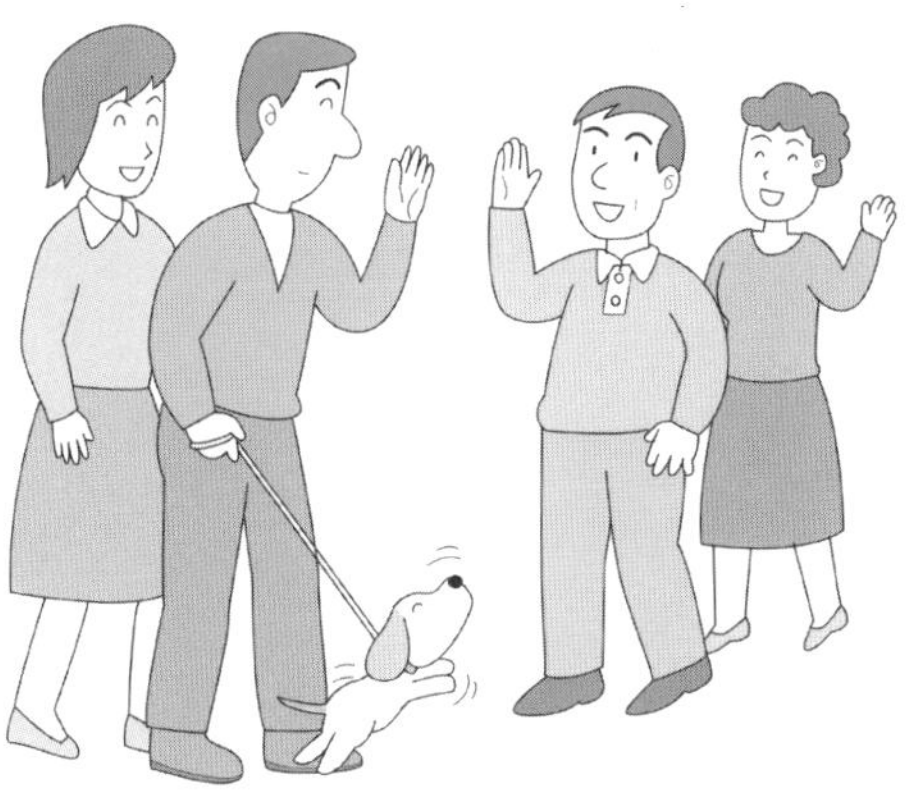

人と人との繋がりはとても大事

COLUMN 7

毎日の運動の大切さ

パーキンソン病と診断された時、私は絶望しました。

10年後には歩けなくなり、15年後には寝たきりになっているだろう…と想像したのです。

でも、約20年経った今、私は歩いて電車に乗って旅行へ行ったり、友人と食事を楽しんだりしています。

これは薬と運動のおかげです。

とはいえ、普通の人と一緒にスポーツジムへ行っても、自分の劣った運動機能にガッカリするだけです。私がいろいろ経験した中から選んだ「PD Cafe」では、病気を熟知した理学療法士さんが的確に指導してくれます。同じ運動をしていても、人によって上手くいかない所や、その人には向いていない動作などは優しく指摘してくれます。

私は約2ケ月前に、2週間ほど入院しました。たった2週間ですが、入院による筋力低下で、退院後は足や腰が動きにくくなっていることに気付いてビックリ。そのことで、毎日の運動がいかに大切かを改めて思い知らされました。

H.Y 診断19年

COLUMN 8

多くの仲間との出会いに感謝

「パーキンソン病には良い薬がたくさんあります。寿命も健常者とさほど変わりません。仕事は辞めないこと。いつも通りの生活をして下さい」

7年前、初診の際の医師はそう話してくれました。なかなか病名を告げない事に苛立っていた私はその言葉を聞いてホッとしていました。でもひとつだけ納得できずにいたのが運動のこと。運動に関しても、いつも通りと言われたのです。

「何もしなくて良いわけがない。難病情報センターには薬と運動が大事だって書いてあったのに」

それからネット検索でLSVTを知り、入院と転院を経てからおよそ4年、それまでどの専門家に聞いても分からなかった1年ほど続く脇腹の痛みが、小川さんの指導を受けて運動をしてから全く起こらなくなりました。

また、私には多くの仲間と出会いがありました。仲間とは同病者、そして家族以外で病気の話が出来る人達のことです。その仲間は挫けそうな心に喝を入れてくます。私が今も健常者と同じように歩けるのは、情報を共有し、悩みを打ち明けられる仲間との出会いがあったからだと信じています。

M.S 診断6年

あとがき

私の原動力

本書を書いている時に、私の原動力をはっきりと思い出しました。私が理学療法士になろうと思ったきっかけは、中学生の時に祖母が片麻痺になってしまったことです。なんとか良くしてあげたいと思い、理学療法士になる決心をしました。そして理学療法士になった1年目の冬に祖母は亡くなりました。祖母を少しでも良くしたいと思い理学療法士になったのに、私はこの原動力を失ってしまいました。

祖母に何もしてあげられなかった悔しさから私は新たな活動を始めました。思えば、旅行や友達との会食やダンスが好きだった祖母。片麻痺になってからは友達と出かけたりすることがなかなか出来なくなりました。リハビリテーションは「その人らしさを取り戻す」という意味です。リハビリ=運動ではありません。人は人とのつながりが重要だと当時感じました。リハビリテーションを目指すには、人とのつながりを作ることが重要。私は、運動を通してつながりを作り、病気になった方が「その人らしさを取り戻す」プロセスが大事なんだと気がついたのです。祖母が片麻痺になったことで、私は理学療法士を目指し、つながりの大切さに気づき、「PD Cafe」という活動をしています。全てには意味があって、この本にも意味があるはずです。本書をきっかけにパーキンソン病の方々に新たなつながりが生まれ、リハビリテーションが達成されることが、私にとって新たな原動力です。

おばあちゃんにはリハビリテーションをしてあげられなかったけども、たくさんの人へリハビリを届けるよ！　いつも背中を押してくれている気がするよ。おばあちゃんありがとう。

小川順也

「PD Cafe」のご案内

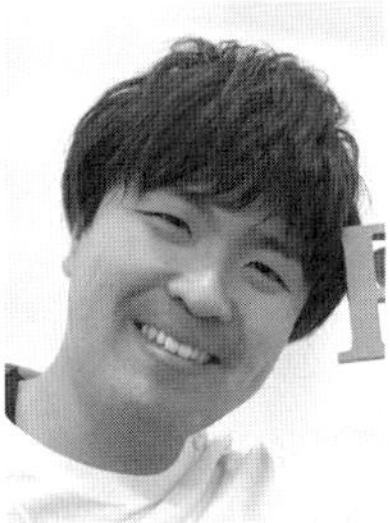

「PD Cafe」は2013年から始まったパーキンソン病の方のための運動継続プログラムです。始まりは東京都小平市の体育館でした。2時間の運動教室で、グループワークと運動を月1回20～30人が集まりました。2020年までに全国10拠点と広がり、多くの方にご利用頂きました。2018年には東京都世田谷区にパーキンソン病専門のジム(PD Gym世田谷)を設立してパーソナルトレーニングとグループトレーニングを実施していました。2020年に新型コロナウイルス(COVID I 19)の影響で、対面の運動教室は中止になっています。

2020年4月からは、オンラインサービスを中心に活動を切り替え、より多くのパーキンソン病の方に運動と繋がりをお届けするために活動しています。スタッフには理学療法士、言語聴覚士、鍼灸師、臨床心理士、ヨガインストラクター、植物療法士など多くの専門スタッフがいます。「PD Cafe」には発症して20年近くのパーキンソン病の方もいらっしゃいます。

20年経っても外に出歩いたり、趣味を続けたりと元気な方もいます。「PD Cafe」ではそうした方の工夫を聞いたり、一緒に運動をしたりすることで情報を得ることも出来ます。運動はなかなか一人では続ける事が難しいです。そんな時は、私たちPD Cafeの仲間になりませんか?

「ひとりじゃない、仲間がいる」

いつでも、どこでもお待ちしています――

検索	PD Cafeで検索

著者紹介

小川順也（おがわ・じゅんや）

「PD Cafe」運営・理学療法士

理学療法士、LSVT BIG認定資格者。2011年より国立研究開発法人国立精神・神経医療研究センターにて4年間、神経難病患者のリハビリテーションに従事する。パーキンソン病の方が退院後、運動の機会を失うことで病状が悪化してしまう現状を大きな課題と捉え、2013年より保険外の取り組みであるパーキンソン病の方のための運動教室「PD Cafe」を運営し、運動療法の必要性と効果を広く伝えるとともにコミュニティ作りの活動に力を注ぐ。JISP主催「ネパールにおける社会的支援事業」にも参加し、日本国内だけでなく、グローバルな活動を目指す。

編集協力／鴨居善徳
カバー・本文デザイン／㈱グローアップ
イラスト／山科潤
撮影・カメラマン／國中玲
編集担当／森岡良治

＊本書に関するご感想、ご意見、ご質問がありましたら、
書名記入の上、下記メール・アドレス宛までお願いします。

firstedit@tatsumi-publishing.co.jp

パーキンソン病と診断されたら
最初に読む運動の本

2021年６月20日　初版第１刷発行
2023年12月15日　初版第４刷発行

著　者　小川順也
発行者　廣瀬和二
発行所　株式会社日東書院本社
〒113-0033　東京都文京区本郷 1-33-13　春日町ビル５F
TEL ：03-5931-5930（代表）
FAX：03-6386-3087（販売部）
URL ：http://www.TG-NET.co.jp

印刷所・製本所／図書印刷株式会社